# બ્યૂટી પ્રોફેશન ઓન બેઝિક લેવલ

## Ktન હીરપરા, દીપલ જોશી

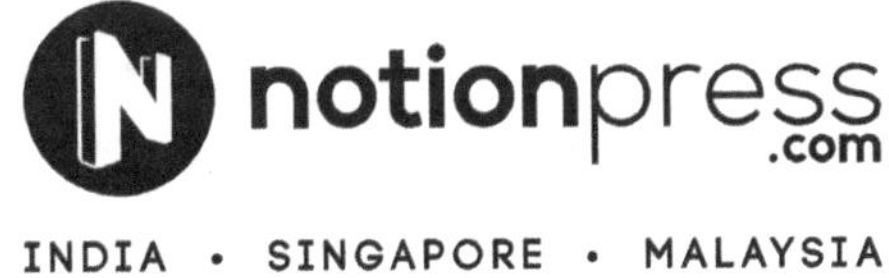

INDIA • SINGAPORE • MALAYSIA

ISBN  979-8-88704-934-2

# ઇન્ટરનેશનલ બ્રાન્ડ એમ્બેસેડર ઓફ ...
## $K_2$ બ્યુટી બાર (NGO)

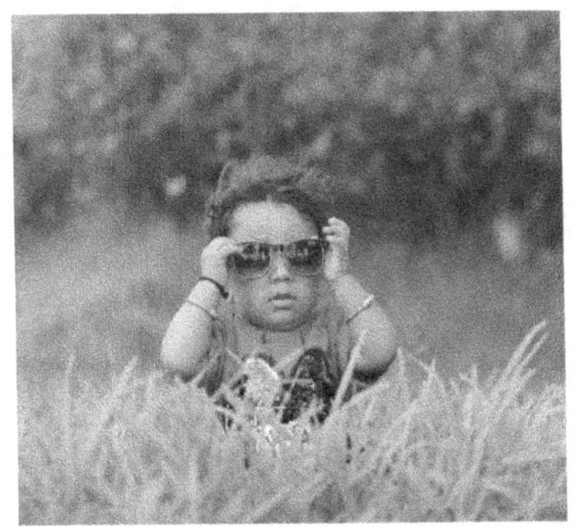

જલ હીરપરા

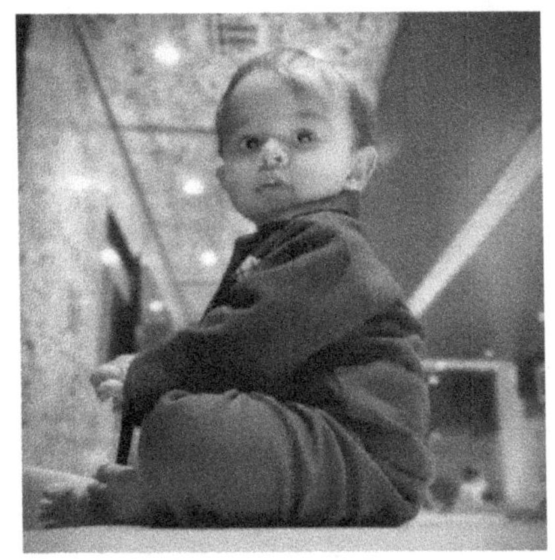

યુધવ રાઠોડ

જલસ્ય દાયિત્વમ સંવર્ધનમ ભૂમિજા..।
મમસ્ય દાયિત્વમ સંવર્ધનમ જલાહા...।

જલ નિરંતર વહીને પ્રકૃતિને પોષણ આપવાનું પોતાનું દાયિત્વ સંભાળે છે તેવી જ રીતે આપણે પણ જલરક્ષણની સમજ કેળવી આપણાં માનવ હોવાનું દાયિત્વ સંભાળીએ.

# અનુક્રમણિકા

# ઇન્ટરનેશનલ NGO K'2 બ્યુટી બારના ફાઉન્ડર શ્રી Kતન સર

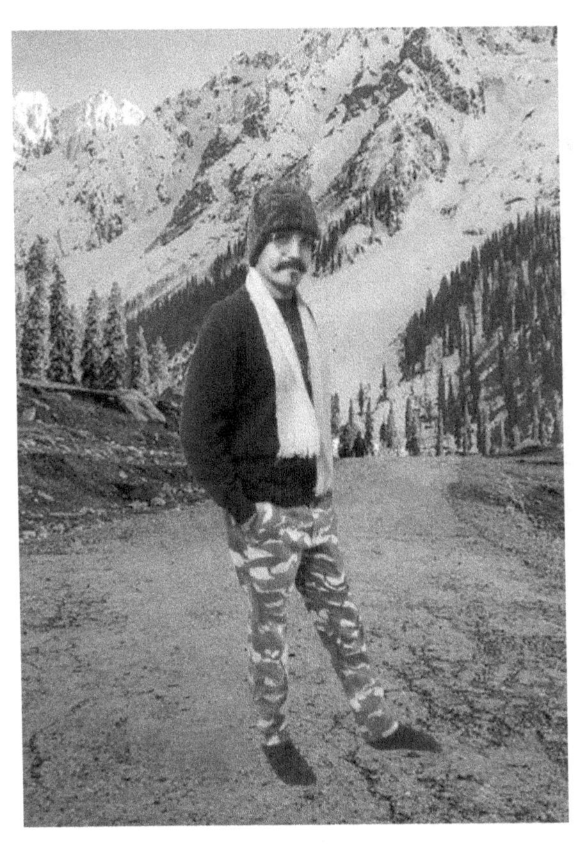

2005-2006 થી મનમાં સેવેલ સ્વપ્ન એ 18 એપ્રિલ 2018 ના રોજ આકાર લીધો અને એ આકાર, આકૃતિ એ જ આપણું K'2 બ્યુટી બાર NGO તેમાં દિવસ -રાત જોયા વિના સતત બહેન –દિકરીઓ માટે કાર્યશીલ રહેનારા શ્રી Kતન સર કોરોના જેવી મહામારીમાં પણ નિરાંતનો શ્વાસ લીધો નથી પ્રવૃતિમય રહ્યા છે. જેમાં સેનીટાઇઝરની વહેંચણી, ભૂખ્યાઓ સુધી ભોજન પહોંચાડવાનો કાર્યક્રમ, માસ્ક વિતરણ વગેરે જેવી કામગીરીમાં રચ્યા -પચ્યા રહ્યા. જેમાં તેમના અનુભવો અને મિત્ર કે વડીલ સમાન ગુરુજી હિતેશાનંદજી મહારાજ હંમેશા તેમનું માર્ગદર્શન કરતાં રહ્યા છે.

જેમનો આભાર વ્યક્ત કરતાં Kતન સરની આંખો અશ્રુભીની થઇ જાય છે.

માત્ર એટલું જ નહી આ 2018, 2019, 2020 ના વર્ષમાં આપણા NGO દ્વારા પરણો અને પરણાવો, મહીલા આત્મનિર્ભર અભિયાન, જલ ડીજીટલ ઇન્ડિયા જેવા અનેક પ્રોજેકટો હાલ નંબર વનની શ્રેણીમાં કાર્યરત છે. જેમાં તેમનો સહકાર આપનાર ભાવેશભાઇ વોરા (સમાજ સેવક), જયસુખભાઇ

કથીરીયા (સમાજ સેવક), શ્રીનાથજી ચેરીટેબલ ટ્રસ્ટના ફાઉન્ડર હરીશભાઇ ગુજ્જર તેમજ ડેક્સ બ્યૂટી એકેડેમીના ફાઉન્ડર ગુલાબભાઇનો શ્રી Kતન સર તેમજ NGO ના સી.ઇ.ઓ. ચેરમેન, તથા ડિરેકટરશ્રી ખૂબ ખૂબ અભિવાદન વ્યક્ત કરે છે.

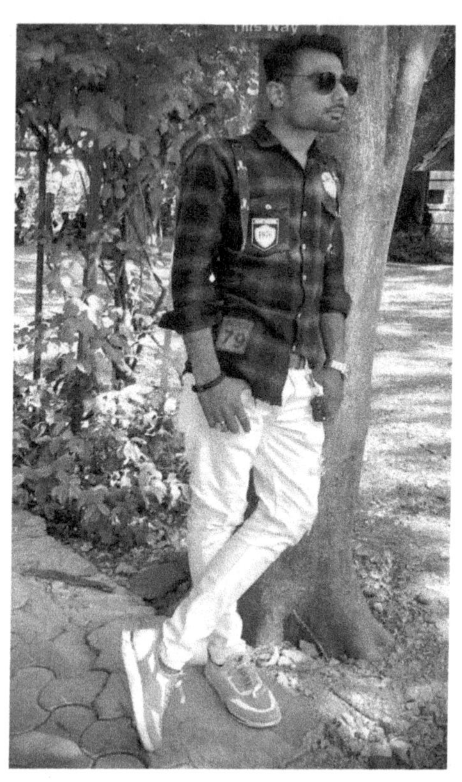

## મધુર  Beauty Baar

### Wholesaler & Retailer of
### All Cosmetics Products
Mo. 8849317363

# Dex Hair and Beauty Academy

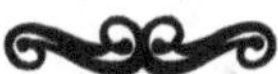

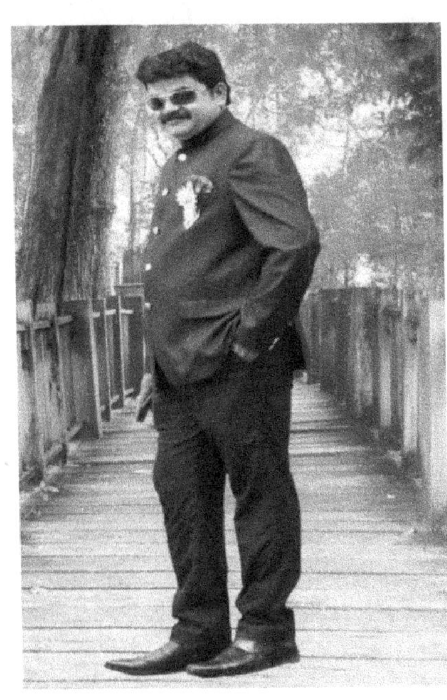
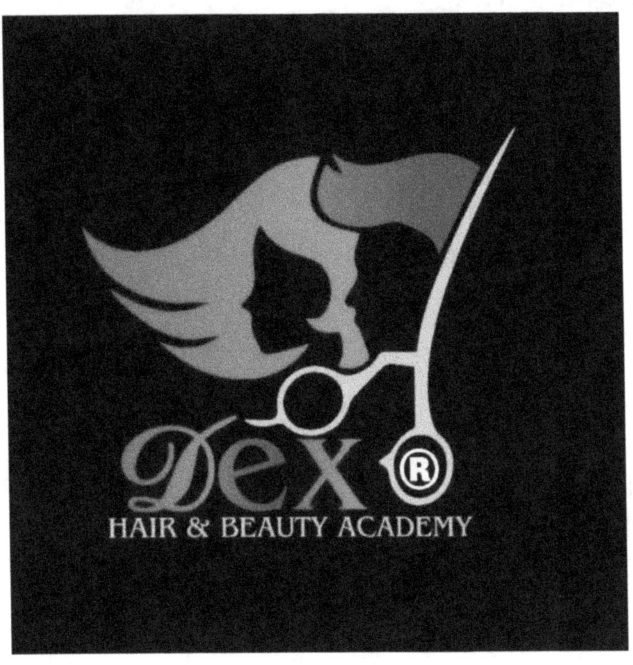



છેલ્લા 25 વર્ષોથી પર્વત પાટીયા વિસ્તારમાં DEX સેલૂન ચલાવતા શ્રી ગુલાબ સર પોતાના વર્ષોની મહેનત અને Kતન સરની સૂઝ બૂઝથી DEX સેલૂન ને DEX હેર એન્ડ બ્યૂટી એકેડેમીમાં ફેરવી શકયા છે. તેમજ ગુલાબભાઇને સંતાન સ્વરૂપે ત્રણ પુત્ર જ હોવાથી બહેન દીકરીઓના ઉજ્જવળ ભવિષ્ય અર્થે હરહંમેશ Kતન સરની સાથે ઊભા રહે છે, તેમના પ્રોજેક્ટોમાં પોતાનાથી થતું યોગદાન આપીને પણ આપણા NGO ને સતત પ્રોત્સાહિત કરતાં રહે છે.

આ ઉપરાંત શ્રી ગુલાબ સર કોરોનાની મહામારીમાં જ્યારે બહેન દીકરીઓ આપણા NGO ચૌટાબજાર સુધી પહોંચવા બસ-રીક્ષાઓ બંધ રહી હોવાથી સક્ષમ ન હતી. ત્યારે તેમણે પોતાના સલૂનના દરવાજા એમને માટે ખુલ્લા મૂક્યા જે હાલ પણ ખુલ્લા જ છે. જે દીકરીઓ ચૌટાબજાર સુધી નથી પહોંચી શકતી તે પરવત પાટીયા DEX સેલૂનમાં પણ જઇ Kતન સરના હાથે જ ટ્રીટમેન્ટો લઇ શકે છે. (તેઓ હરહંમેશ તન-મનથી સ્વસ્થ જીવન જીવે તેવા જલેશ્વર મહાદેવના આશિષ)

# NGO ના ઇન્ટરનેશનલ ડાયરેકટર

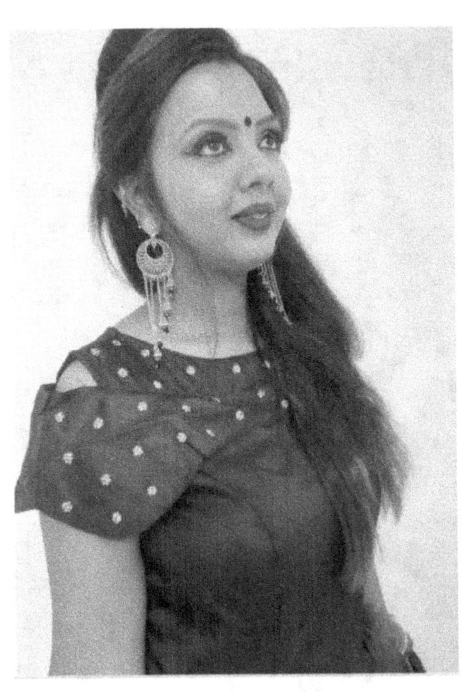

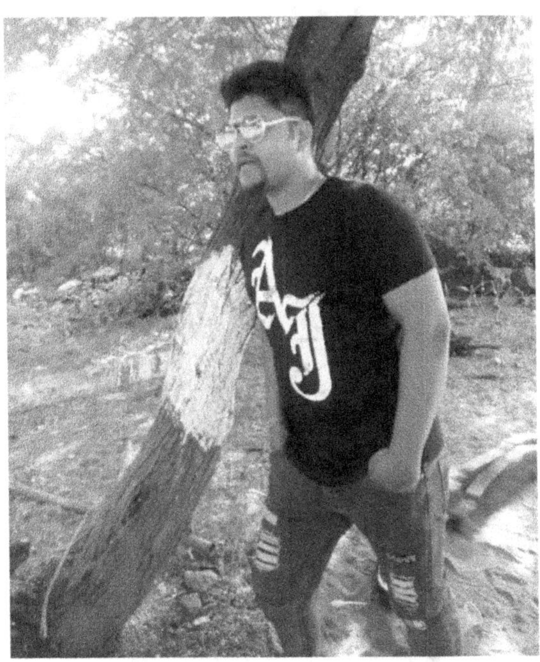

આપણું NGO ટૂંક સમયમાં પાંચ વર્ષ પૂરા કરવા જઇ રહ્યું છે ત્યારે તેની સાથે અગનીત લોકો જોડાયા અને વિખૂટા પડ્યા પરંતુ નિરંતર રૂપે NGO સાથે સૌ પહેલા પરોક્ષ રીતે જોડાયેલ આરતી રાઠોડ અને તેમના માસી સુમી દીદીનું કાર્ય NGO માં હંમેશા આવકાર્ય રહ્યું છે.

તેઓ હાલમાં NGO ના ઇન્ટરનેશનલ ડાયરેકટરની પદવી શોભાવી રહ્યા છે. પરંતુ NGO ના નાના મોટા તમામ કાર્યો માટે તેઓ અડધી રાત્રે પણ સરની સાથે કાર્યરત રહે છે. દીકરીઓની NGO પર નાની મોટી જરૂરિયાત કે

બહારના ઓર્ડર, પેકેજ વગેરેનો સંપૂર્ણ કાર્યભાર રાજી ખુશીથી આરતી દીદી સંભાળી રાખે છે. તેમજ આ કાર્યો પૂરા કરવા તેમને  સહકાર અને સન્માન આપી આરતી દીદીના મનોબળને મજબૂત બનાવતા તેમના જીવનસાથી શ્રી કપિલ સરનો આભાર વ્યક્ત કરતાં NGO ગર્વની લાગણી અનુભવે છે. કારણકે સક્સેસ પુરૂષ પાછળ મહિલા હોય છે એ વાત તો જૂની થઇ ગઇ આજે સક્સેસફુલ મહિલાની પાછળ પણ એક પુરૂષ હોય સકે તેનું જીવંત ઉદાહરણ કપિલસર આપી રહ્યા છે.

આ યુગલ પ્રગતિપંથો સર કરે એવી મહાદેવને પ્રાર્થના.

32.

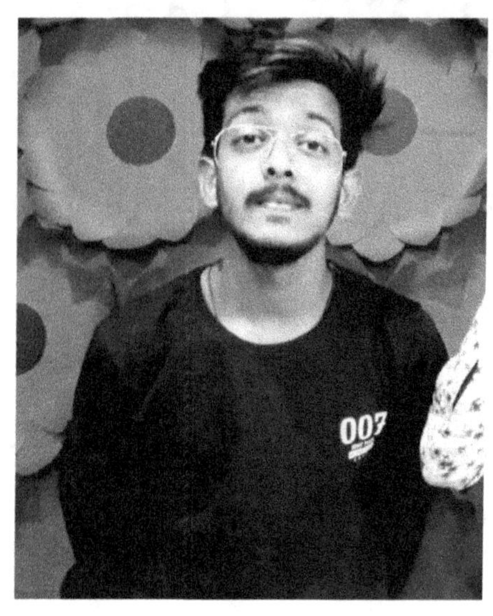 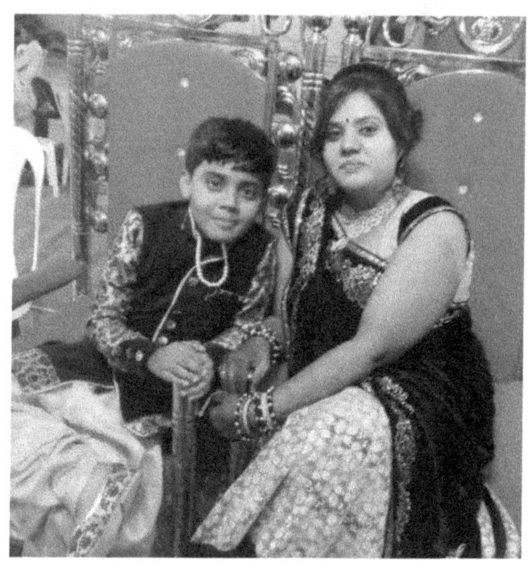

# ભૂમિકા

સાજ - સજ્જા, સોળ શણગાર એ તો માનૂનીના મનને મોહ પમાડે, યુવતીના દેહને સોળે કળાએ ખીલવી દે અને એ જ અવનવા રૂપ - રંગ, અવનવા શણગારથી સજે એ નારી.

પુરાતન કાળથી નારીની કલ્પના સાજ-શણગાર સાથે જ કરાઇ છે. માત્ર નારી એવો વિચાર કરતા જ જીન્સ ટોપ પહેરેલી નહી પરંતુ અવનવી સાડી, ચણિયા - ચોલી સાથે ચુનરી ઓઢીને સોળે શણગાર સજેલી યુવતીનું ચિત્ર આપણા મનમાં કંડારાય છે.

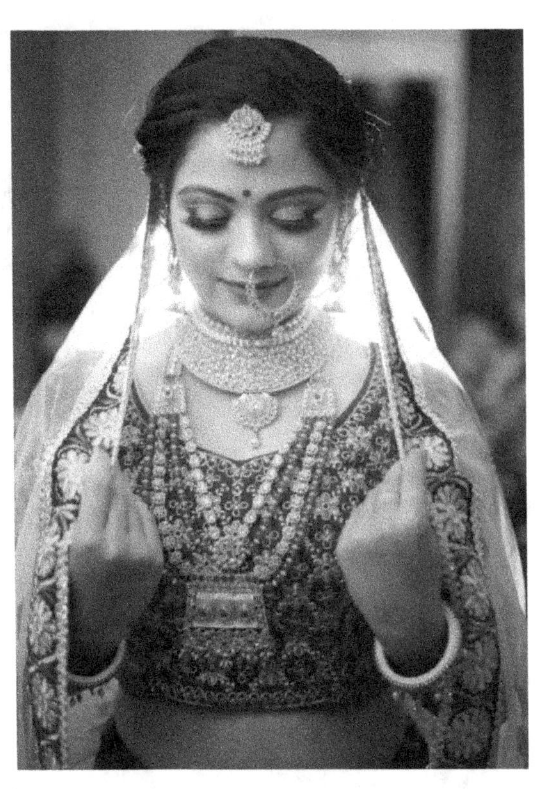

આજની જનરેશન ભલે પાશ્ચાત્ય સંસ્કૃતિ તરફ વળી હોય પરંતુ લોહી તો આ ઘરતીનું જ શુભ પ્રસંગ, તહેવારો, નવલા નોરતા કે અશ્રુભીની કન્યા વિદાય હોય એટલે સ્ત્રીઓ જીન્સ, ટોપ ફેંકી સાડી ચણિયા, ઘાઘરા, ચૂંદડીઓ ઓઢવા દોડે છે અને ખરેખર એ જ છે. આપણી સોરઠની રસધાર.

પરંતુ આ સાથે યુવતીઓમાં સાંજ-શણગાર અર્થે પાર્લરનો કેઝ વઘ્યો છે. જેથી તે  વઘુ ને વઘુ સુંદર દેખાઇ શકે અને જેની મૂળથી જાણકારી આપવા અર્થે આ બુકનું સર્જન K'2 બ્યુટી બાર NGO દ્વારા થયું છે. જે સફળ થાય તેવી જલેશ્વર મહાદેવને પ્રાર્થના.

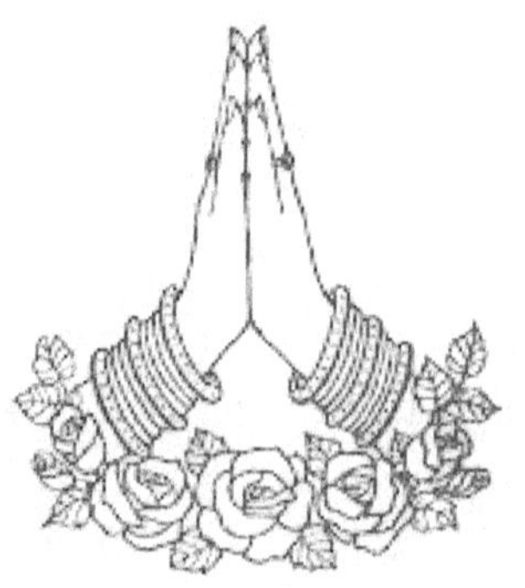

# એંજલ સાવલિયા

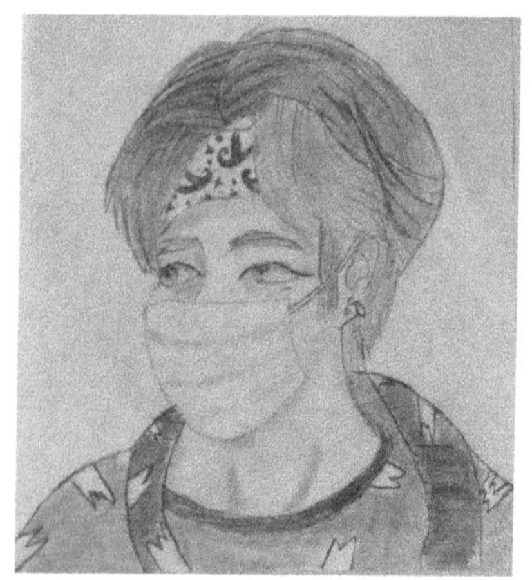

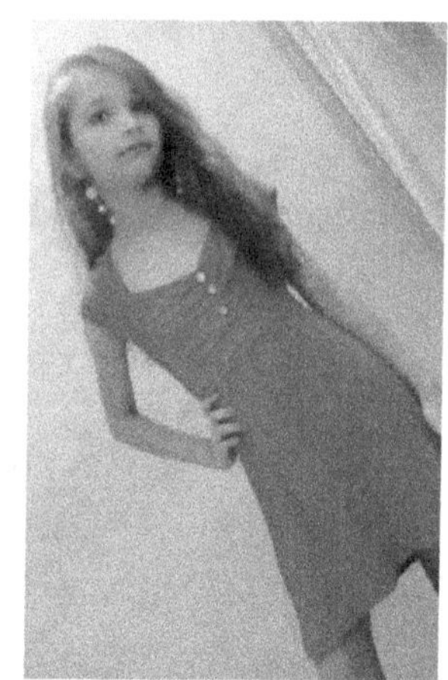

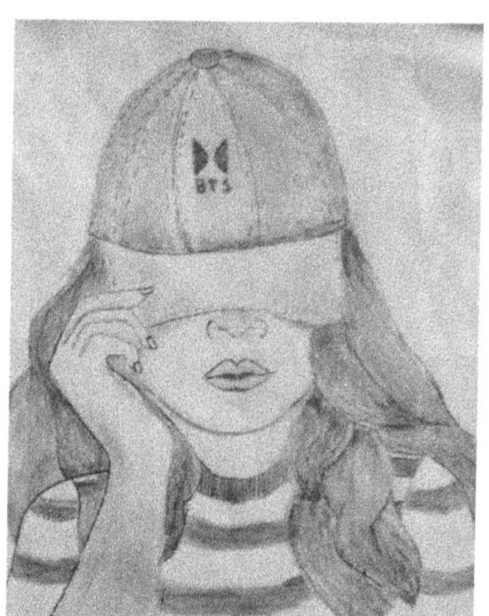

# Day: 1

# થ્રેડીંગ (THREDING)

ટૂલ્સ: 40 નંબરની થ્રેડ

પાવડર / જેલ

નાની સાઇઝની કેચી/ કાતર

મોશ્ચ્યુરાઇઝર ક્રીમ

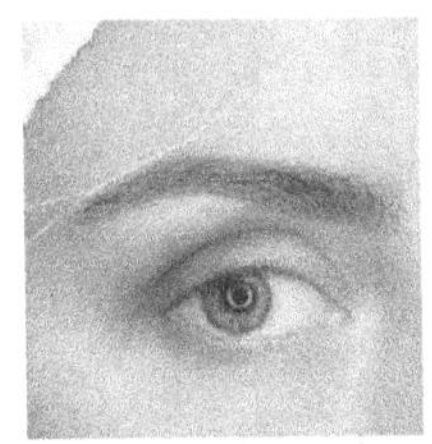 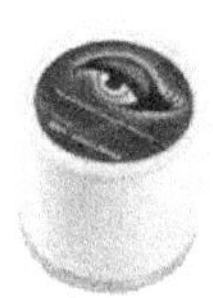 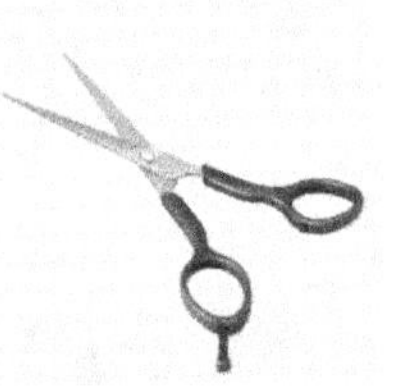 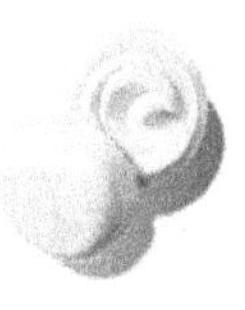 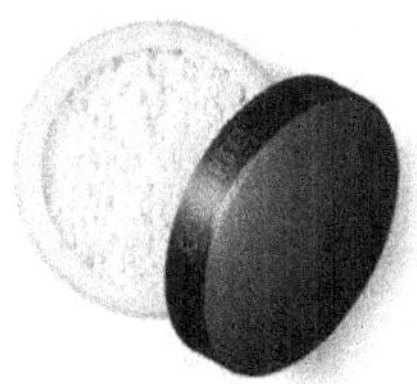

પાર્લર માટે ફર્સ્ટ ડે તમને આઇબ્રો બનાવતા આવડવું જોઇએ જે ખૂબ મુશ્કેલ નથી પરંતુ તેના માટે પ્રેકટીસની જરૂર પડે છે. પ્રેકિટસ સમયે તમારા હાથમાં ચીરા ના પડી જાય તે માટે સિલાઇની થ્રેડ વાપરી શકો છો.

આ માટે ધાગા (થ્રેડ) નો એક છેડો મોં માં દાંત વચ્ચે દબાવી દેવો બીજા હાથથી રીલ પકડી રાખવી અને હવે જે હાથ ફ્રી હશે તેના વડે નીચે રહેલ દોરામાં ત્રણથી ચાર આંટી મારવી. ત્યાર પછી જે ડિરેક્શનમાં હેર હોય તેનાથી અપોઝિટ સાઇડ થ્રેડ ખેંચવાથી હેર ઇઝીલી રીમૂવ થવા લાગશે.

(જ્યાં સુધી પરફેક્ટ ના ફાવે ત્યાં સુધી હાથ-પગની રૂંવાટી પર પ્રેક્ટિસ કરી શકો છો અને ના ફાવે તો રૂંછાવાળા નેપકીન પર આઇબ્રો શેપ ડ્રો કરી પણ પ્રેક્ટીસ કરી શકો છો.)

આઇબ્રો કરતી વખતે હંમેશા ધ્યાન રાખવું કે આઇબ્રો નીચેથી કરવાનું સ્ટાર્ટ કરવું ઉપરથી નહી ઉપરથી આઇબ્રો કરવાથી તે બેસવા લાગે છે. અને લુક આવતો નથી તેમજ આંખો ઊપસેલી અને સોજેલી લાગે છે.

(જ્યારે આઇબ્રોથી આંખો હાઇલાઇટ થવી જોઇએ, નહી કે ડલ)

આપણી આઇબ્રો આ રીતના શેપમાં હોય છે જેને ત્રણ ભાગમાં વહેંચવામાં આવે છે.

90° (નાઇન્ટી ડીગ્રી)

60° ( સિક્સ્ટી ડીગ્રી)

45° (ફોર્ટી ફાઇવ ડીગ્રી)

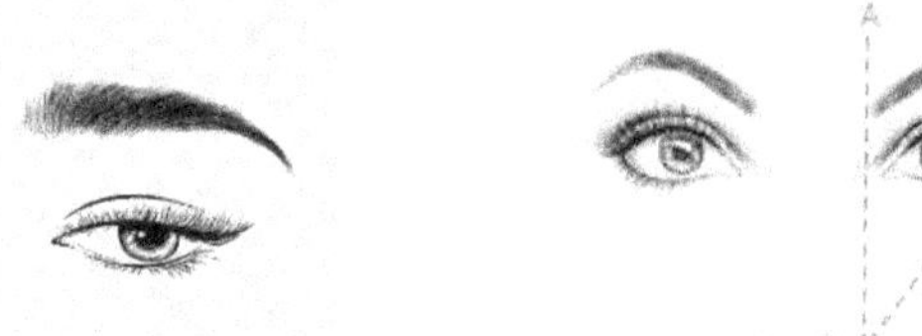

આ પ્રમાણે આઇબ્રો ને ત્રણ ડિગ્રીમાં વહેંચવામાં આવે છે.

જેમાં 90° ડીગ્રીએ મતલબ નાકાની દાંડીની ઉપરના વાળ  (છેડાના વાળ નહી) નાકની  દાંડીથી સીધી લાઇન નેવું ડીગ્રી ગણાય છે. ત્યાં ક્યારે પણ હેર રીમૂવ થતાં નથી. જો કરવા જાશું તો ખાંચ પડશે, કટ લાગશે અને તે હેર આવતા લાંબો સમય (ચાર પાંચ વર્ષ) લાગે છે આથી ત્યાં થ્રેડ લગાવવાની ભૂલ ન કરવી તે હેર માત્ર નાની કાતરની મદદથી ટ્રીમ કરવાના હોય છે. એ પણ આખો આઇબ્રો બનાવ્યા બાદ (જરૂર જણાય એટલા જ)

સિક્સ્ટી ડીગ્રી અથવા સાઇઠ ડીગ્રી (પોઇન્ટ એરિઆ), આઇબ્રોની ટોચનો ભાગ ગણાય છે તે.  આ જગ્યાએ હેર હોતા નથી કે જેને રીમૂવ કરવા પડે માત્ર થ્રેડ ફેરવી ફોર હેડ (કપાળ) ક્લીન કરવાનું હોય છે. તેમ છતાં જો ત્યાં હેર હોય તો સાવધાનીથી થ્રેડ ચલાવવો. જેથી ખાંચ પડે નહી પરંતુ આવું ભાગ્યે જ બને છે.

લાસ્ટમાં 45 ડીગ્રીએ પણ માત્ર આજુ-બાજુના વઘેલા હેર જ રીમૂવ કરવાનો આગ્રહ રાખવો જોઇએ. જે સહેલાઇથી નીકળી જાય છે.

ટૂંકમાં 90° ડીગ્રીએ હેર ટ્રીમ કરવા, 60° ડીગ્રીએ ફોર હેડ ક્લીન કરવું, 45 ડીગ્રીએ આજુ-બાજુના હેર રીમૂવ કરી દેવાથી પરફેક્ટ આઇબ્રો બની જાય છે.

તેમજ એ વાતનું ધ્યાન રાખવું કે આઇબ્રો શરૂ કરતા પહેલા પાવડર લગાવવો અને આઇબ્રો બની ગયા બાદ મોશ્ચ્યુરાઇઝ લગાવવું આમ; કરવાથી આંખના પોપચાં સોજી જતાં નથી, જલન થતી નથી.

# Day: 2

# આઇબ્રોના પ્રકાર (TYPE OF EYEBROW)

આઇબ્રો ના મુખ્ય ચાર પ્રકાર હોય છે.

1. રાઉન્ડ શેપ

2. સ્ટ્રેટ/ ફ્લેટ શેપ

3. એન્ગ્યુલર  શેપ / ઓરચેડ શેપ

4. એસ. શેપ

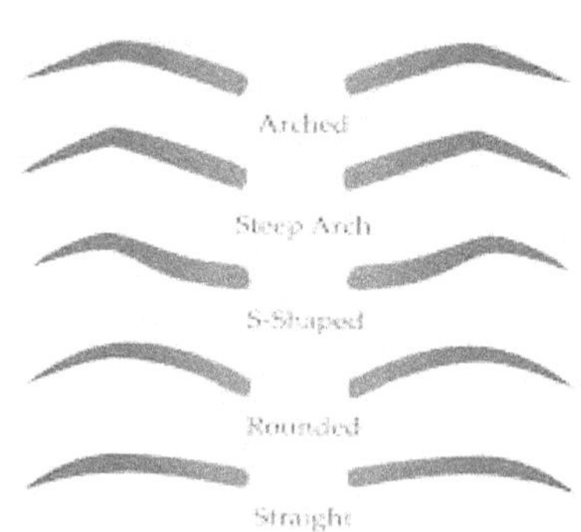



થર્ડ પોઇન્ટ એન્ગ્યુલર શેપમાં સેન્ટર પોઇન્ટથી આઇબ્રો ઉપાસેલો હોય જ્યારે ઓરચેડ શેપમાં 45° ડીગ્રીએ (ખૂણાના ભાગેથી) ઉપાસેલો રહે છે.

**ટિપ્સ :**આઇબ્રો બનાવતી વખતે હંમેશા આંખની સ્કીનને બે હાથથી ટાઇટ પકડી રાખવી જેથી ચીપટી આવે નહી કે ખાંચ પડે નહી.

# Day: 3

# वेक्स (WAX)

જ્યારે આપણે આપણાં આસપાસના વિસ્તારમાં જતાં હોઇએ ત્યારે હંમેશા વેક્સના નામે એલોવેરા વેક્સ (ગ્રીન) કલરનું જ ચોપડતા જોતાં હોય છે કારણકે સસ્તું છે. તેનાથી હેવી તો ક્રીમ વેક્સ વ્હાઇટ કલરનું કે પિન્ક કલરનું જેનું બજેટ 30 થી 50 રૂપિયા આવે છે. (અંડર આર્મ માટે) પણ શું ખરેખર એ રાઇટ છે..?

જવાબ:    એલોવેરા તો બધી સ્કીનને સૂટ થઇ જાય એવું આપણે સાંભળતા હોઇએ છીએ.

પરંતુ આ વાત ખોટી એલોવેરા સ્કીન ને નહી પાકીટ અને ખિસ્સાને સુટ થતું સસ્તું વેક્સ છે. હંમેશા ધ્યાન રાખો કે વેક્સ સ્કીનના ટાઇપના આધારે હોય છે. બધા વેક્સ બધી સ્કીન પર ચાલતા નથી.

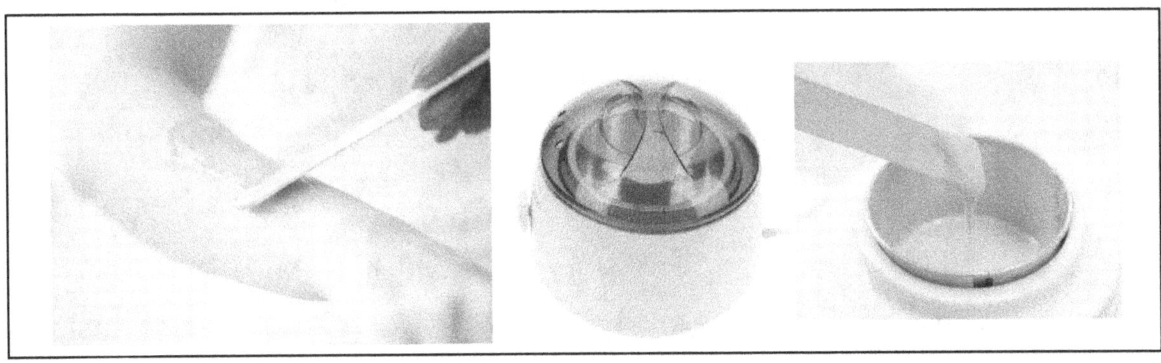

સામાન્ય રીતે નાના-નાના પાર્લરમાં આવું જ ચાલતું હોય છે અને કસ્ટમર ડિમાન્ડ પણ સસ્તા વેક્સની જ હોય છે. પરિણામે ઘણીવાર સ્કીન દાઝી જતી હોય છે, બ્લેક ડાઘ થઇ જતાં હોય છે, ફોલ્લીઓ ઉપસી આવવી, બળતરા થવી, લાલ રેશીસ થઇ જવા, સફેદ ફોતરીઓ ઉખડવી તેમજ ખંજવાળ આવવા જેવા રીએક્શન થઇ જતાં હોય છે. જેનું કારણ તમારી સ્કીન ને એ વેક્સનું સૂટ ન થવા તરફ આંગળી ચીંઘે છે.

માર્કેટમાં આપણને ઇઝીલી બધા વેક્સ મળી રહેતા હોય છે. તેવામાં આપણે સિઝનેબલ વેક્સ વાપરવાનો આગ્રહ રાખીએ તો ઉપરની પ્રોબ્લેમ્સ ઘટાડી શકાય છે. કારણકે બધા કસ્ટમરના સ્કીન ટાઇપ સરળતાથી આપણે ઓળખી શકતા નથી. ચાર-પાંચ વાર એક જ કસ્ટમર આપણી પાસે આવે તો આપણે તેની સ્કીન ટાઇપ જાણી શકીએ. પરંતુ થોડું અધૂરું છે. તેથી તેના ઓપ્શન રૂપે સિઝનેબલ વેક્સ વાપરવાનો આગ્રહ રાખીએ તો રીઝલ્ટ કસ્ટમરને સારું આપી શકાય.

| | | |
|---|---|---|
| 1. | Honey Wax (હની વેક્સ) (સસ્તામાં સસ્તું વેક્સ) | ⇒ આ વેક્સ બધી જ સ્કીન પર ચાલે છે. (એલોવેરા ફ્લેવર ગ્રીન કલરનું, હની ફ્લેવર ઓરેન્જ કલરનું) |
| 2. | ચોકલેટ વેક્સ | ⇒ આ વેક્સ ડાર્ક સ્કીન માટે બેસ્ટ વેક્સ (ટેનિંગ દૂર કરે છે, સ્કીનને વ્હાઇટનેસ આપે છે.) |
| 3. | એલોવેરા વેક્સ | ⇒ ગર્મીની ઋતુમાં બેસ્ટ રહે છે એલોવેરા. |
| 4. | ગ્રીન એપલ વેક્સ | ⇒ જે સ્કીન પર રેડનેસ આવી જતી હોય, ફોલ્લીઓ ઉપસી આવતી હોય તેવી એલર્જી વાળી સ્કીન પર આ વેક્સ વપરાય છે. તેમજ સેન્સિટિવ સ્કીન પર પણ ગ્રીન એપલ વેક્સ જ યુઝ થાય. |
| 5. | વ્હાઇટ ચોકલેટ વેક્સ ↓ ગરમીમાં આ વેક્સ પીગળે છે અને જોઇતું રીઝલ્ટ આપતું નથી. | ⇒ આ વેક્સ વિન્ટરમાં (શિયાળામાં) વધુ ચાલે છે કારણકે ત્યારે આપણી ચામડી વધુ સૂકી હોય છે અને ફાટવાથી, તણાવાથી લોહી નીકળે છે. એવું ના થાય તે માટે આ વેક્સ બેસ્ટ રહે છે. |

6. ચાર કોલ વેક્સ (બ્લેક કલરનું) ⇒ ડાર્ક સ્કીન માટે વધુ વપરાય છે. તેમજ ટેનિંગ દૂર કરવા ખૂબ જ સારું વેક્સ છે.

7. RICA (રીકા) વેક્સ ⇒ આ વેક્સ મોટા ભાગે બ્રાઇડલ માટે યુઝ થાય છે.

(રીકા વેક્સનો યુઝ, પૂરી ડીટેલ, પરફેક્ટ રીઝલ્ટ ડીટેલ એડવાન્સ બુકમાં મળી રહેશે.)

આ થયા વેક્સના પ્રકાર, સ્કીનના ટાઇપના આધારે

હવે; જોઇશું તેનો યુઝ.

# * TOOLS OF WAXING *
## ટૂલ્સ ઓફ વેકસીંગ

વેક્સ હીટર 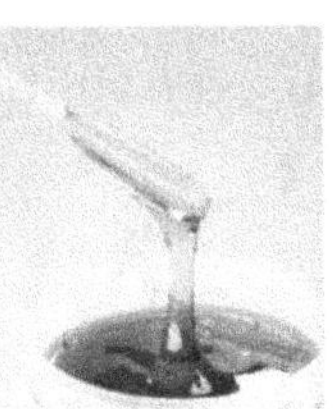    સ્પે. બોટલ 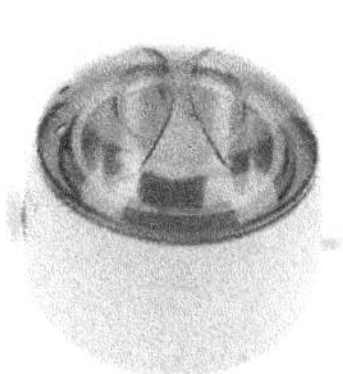

નાઇફ / સ્પેચ્યુલ 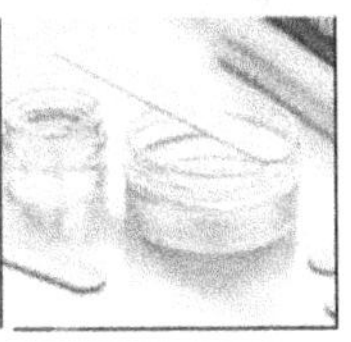    પાઉડર 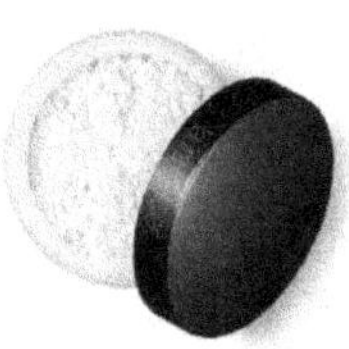

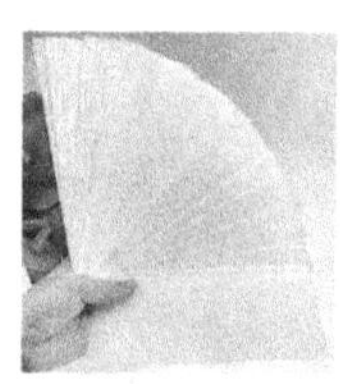

# वेक्स स्ट्रीप्स

વેક્સ કરતી વખતે ધ્યાનમાં રાખવું કે વેક્સ વધારે ગરમ હોવું જોઇએ નહી.

વેક્સ ઓગળી જાય કે અપ્લાય થઇ શકે તેવા ફોર્મમાં આવી જાય તો હીટર બંધ કરી દેવું.

વેક્સ લગાવવા હંમેશા નાઇફ કે સ્પેચ્યુલાનો જ ઉપયોગ કરવો. જેથી પરફેક્ટ વેક્સ ફેલાવી શકાય (સ્પ્રેડ કરાય) વેક્સનું જરૂર મુજબ પાતળું લેયર અપ્લાય કરવું.  જેથી ઇઝીલી હેર રીમૂવ થઇ જાય અને વધારે વેક્સ વેસ્ટેજ પણ ન જાય.

હંમેશા જે ડિરેક્શનમાં હેર હોય જે સાઇડ હેર હોય તે જ ડિરેક્શનમાં વેક્સ લગાવવું અને તેની વિરુદ્ધ દિશામાં પટ્ટીઓ (સ્ટ્રીપ્સ) ખેંચવી.

તેમજ પટ્ટી ખેંચતી વખતે સ્કીન એકદમ ટાઇટ રાખવી, ખેંચેલી રાખવી જેથી સરળતાથી હેર રીમૂવ થઇ જાય છે.

તેમજ વેક્સ કરતી વખતે એકવાર સ્ટ્રીપ ખેંચ્યા બાદ જો વાળ રહી ગયા હોય તો ફરી વેક્સ લગાવવું પણ એ જ ડિરેક્શનમાં લગાવવું જે ડિરેક્શનમાં  પહેલીવાર લગાવ્યું હતું અને પટ્ટી પણ એમ જ ખેંચવી જે દિશામાં પહેલીવાર ખેંચી હતી.

(આડી અવડી સાઇડ ગમે તેમ વેક્સ કરવાથી વેક્સનું પરફેક્ટ રીઝલ્ટ આવતું નથી, હેર બટકી જાય છે અને પછી વ્યવસ્થિત રીમૂવ પણ થતાં નથી અને જરા-જરા રહી જાય છે. પરિણામે ખંજવાળ આવે છે, વારંવાર વેક્સ અને રીમુવીંગના કારણે સ્કીન લાલ થઇ જાય, બળતરા થાય છે. અને સ્કીનને નુકશાન કરે છે. )

આથી એક જ ડિરેક્શનમાં વેક્સ કરવાનો આગ્રહ રાખવો વેક્સ એપ્લાય કરતાં પહેલા સ્કીન પર પાવડર લગાવવો જેથી ઘણીવાર વેક્સ થોડું ગરમ હોય કે સેન્સિટીવ સ્કીન હોય તો સ્કીન બળી ન જાય.

તેમજ વેક્સ થઇ ગયા બાદ સ્પ્રે બોટલથી સ્કીન ક્લીન કરી દેવી ત્યારપછી મોશ્ચ્યુરાઇઝરથી હલકા હાથે મસાજ કરી દેવું.

ઘણા લોકો વેક્સ કર્યા બાદ પાવડર લગાવે છે. પરંતુ ત્યારે પાવડરની કોઇ જરૂર રહેતી નથી. કારણ કે આપણાં પોર્સીસ (રોમ છીદ્રો), (રૂવાટીના કાણાં) વેક્સ કરવાથી ખુલ્લા થઇ ગયા હોય છે. તેના પર પાવડર લગાવવાથી પીમ્પલની પ્રોબ્લેમ થવાની શક્યતા રહે છે.

જ્યારે મોશ્ચ્યુરાઇઝર ક્રીમથી તે પોર્સીસ બંધ થઇ જાય છે પરિણામે પિગ્મીટેશન કે અન્ય રીએકશન થતું અટકે છે.

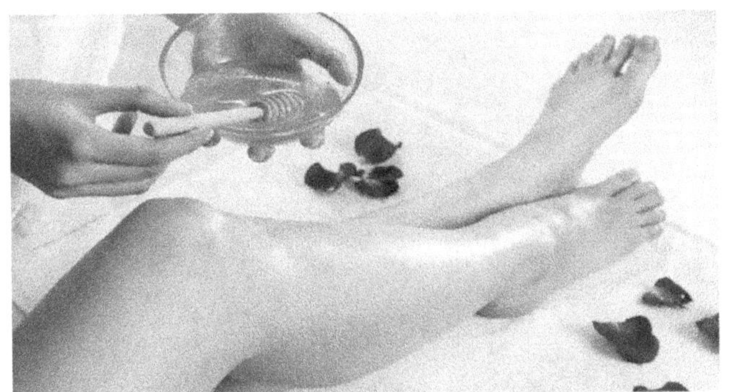
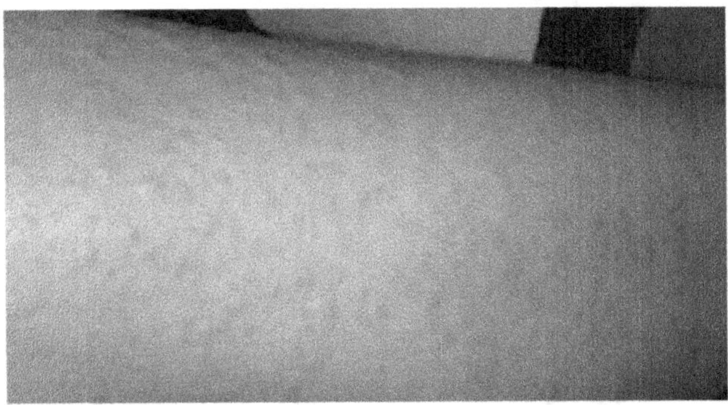

# Day: 4 & 5

## મેનીકયોર & પેડીક્યોર (Manycyor & Pedicyor)

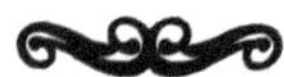

બોડી મસાજ, ફૂટ મસાજ, હેડ મસાજની જેમ મેનીક્યોર એટલે એક પ્રકારનું હેન્ડ મસાજ. હાથનું મસાજ એટલે મેનીક્યોર અને પગનું મસાજ એ પેડીક્યોર.

મેનીક્યોરમાં ઉપયોગી વસ્તુઓ

- ➢ નેલકટર
- ➢ નેલ શેપર
- ➢ નેલ ક્યુટિક્સ શેપર
- ➢ કોકોનટ ઓઇલ / વેસલીન/ પેટ્રોલિયમ જેલી
- ➢ પાણીનું ટબ
- ➢ ગરમ પાણી

- ➢ મીઠું
- ➢ બોડી સ્ક્રબ
- ➢ બ્લીચીંગ
- ➢ શેમ્પૂ
- ➢ રેઝર
- ➢ સ્ક્રબર
- ➢ ટુવાલ

મેનીક્યોર અને પેડીક્યોર કરતાં પહેલા અમુક બેઝિક જાણકારી આપણે લઇ લઇએ કે રીયલમાં એ શું છે..? અને શા માટે કરવું..?

જેનું રીસર્ચ કરવાથી જાણવા મળ્યું કે મેલ કાઢવા ..!

મેલ કાઢવો એ તો માત્ર 30 ટકા સાચી વાત છે કારણકે મેનીક્યોર, પેડીકયોર એ બોડી મસાજનો જ એક ભાગ છે. જે રીલેકસેશન માટે વાપરવામાં આવે છે. તેમજ આપણાં એક્યુપ્રેશરીંગ પોઇન્ટના યુઝ દ્વારા સામેના વ્યક્તિને આરામ આપવામાં આવે છે. આ એક વેદકાલીન પદ્ધતિ છે. જેના આધારે ઘણાં- ઘણાં રોગોના નિવારણ શક્ય બન્યાં છે.

પરંતુ આ વાતની ડીપ માહિતી એડવાન્સની બુકમાં આપીશ હાલ; મેનીક્યોર પેડીકયોર પર ધ્યાન આપીએ.

મેનીક્યોર અને પેડીકયોર બંનેના ટૂલ્સ સામગ્રી બધુ એકસમાન જ રહે છે ફરક માત્ર મેનીક્યોર હાથમાં કરવાનું હોય છે અને પેડીક્યોર પગમાં.

આ ટ્રીટમેન્ટ માટે એક પહોળા ટબમાં ગરમ પાણી (સતપ, ગુનગુનુ, હુંફાળું) પાણી લઇ તેમાં શેમ્પૂ અને હાઇડ્રોજન પેરોકસાઇડ (પાવડર), મીઠું નાંખી 10 થી 15 મિનિટ હાથ કે પગને તેમાં ડૂબાડેલા રાખવાના હોય છે.

(આજકાલ માર્કેટમાં આ રીતનું ટબ જોવા મળે છે જે ઇલેક્ટ્રીક આવે છે.)

અથવા નોર્મલ ટબમાં પણ પાણી ભરીને હાથ કે પગને

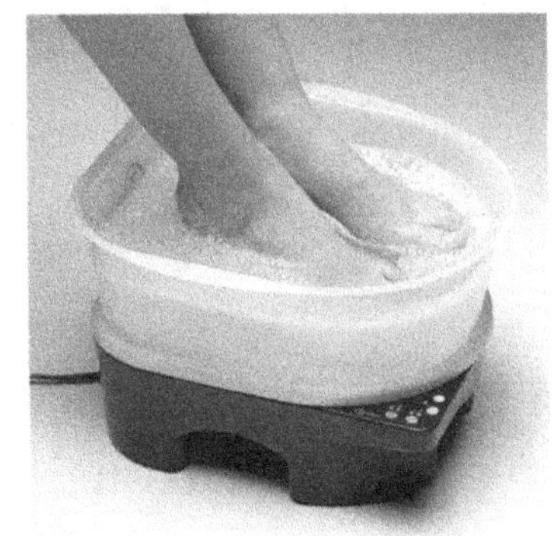

ડીપ કરી શકાય છે. પાર્લરના યુઝ માટે અથવા ઘરે પણ

રેગ્યુલર મેનીક્યોર તથા પેડીકયોર કરનારા માટે સામેના પિકમાં બતાવેલ ટબ યુઝફુલ રહે છે.

ત્યાર પછી નેલકટરની મદદથી નેલ કટ કરો. નેલશેપરની મદદથી નખને વ્યવસ્થિત શેપ આપો. નેલ રીમૂવરની મદદથી નેલપોલીશ કાઢી દો. નેલક્યુટિકલ્સની મદદથી નખની ફરતે રહેલી કિનારી કાઢી નાખો. (આ કિનારી સાવચેતીથી કાઢવી નહી તો ક્યુટિક વાગી જાશે અને

મેનીક્યોર કે  પેડીકયોર નહી થઇ શકે.

ત્યાર પછી હાથમાં બોડી સ્ક્બ લઇ હાથ/પગમાં 10 થી 15 મિનિટ સુધી મસાજ કરો અને તેમને મસાજ દ્વારા રીલેક્સ ફીલ કરાવી શકો છો.

નોંધ: ઘણાં સેલૂનમાં માત્ર પેની (એડી) અને હાથમાં એલ્બો (કોણી) સુધી જ સ્ક્બીંગ થાય છે. તો..

ઘણાં સેલૂનોમાં પગમાં ગોઠણ, ધૂંટણ સુધી પણ સ્ક્બીંગ  થાય છે.

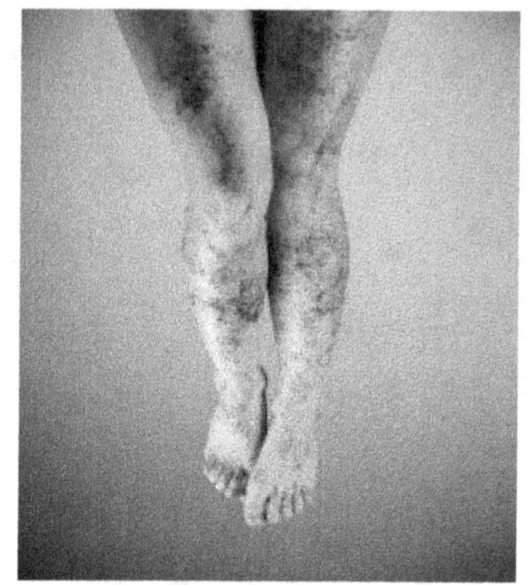

(આ વસ્તુ તમારી ચોઇસ પર હોય છે અથવા રેટ પ્રમાણે, ચાર્જીસ પ્રમાણે પણ હોય છે.)

(કસ્ટમરની ડિમાન્ડ પ્રમાણે પણ હોય છે.)

સ્ક્બથી સારી રીતે 15-20 મિનિટ મસાજ કર્યા પછી ફૂટ સ્ક્બરની મદદથી પગની આંગળીઓ વચ્ચેની જગ્યા એડી વગેરેની ધસી-ધસીને ચમકાવી દો.

જો કોઇની ક્રેક હીલ્સ હોય તો નાની સાઇઝના બેબી રેઝરની મદદથી ધીમે - ધીમે હીલ્સની વધારાની ડેડ સ્કીન રીમૂવ કરી શકો છો ત્યારપછી પગ કે હાથ

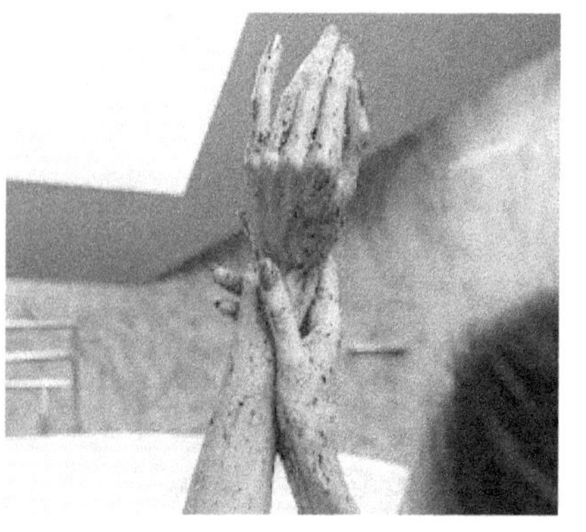

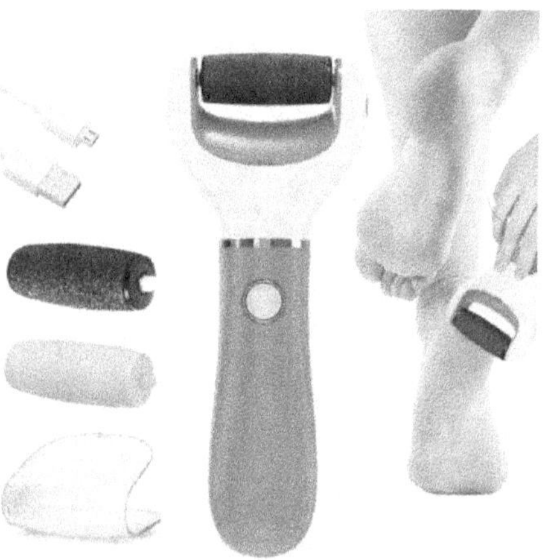

પર સારી એવી કંપનીનું પેક લગાવી દો. અથવા પેડીક્યોર, મેનીકયોરની કીટ સાથે આવેલ પેક લગાવી શકો છો. અને 15 થી 20 મિનિટ તેને સુકાવા દઇ ત્યાર પછી હાથ/ પગને સાદા ચોખ્ખા પાણીથી ધોઇ લો.

હવે; તેના પર સારી કોઇ કંપનીનું બોડીલોશન, વેસેલીન પેટ્રોલિયમ જેલી, કોકોનેટ ઓઇલ કોઇપણ વસ્તુ લગાવી 5 મિનિટ માટે હળવું મસાજ કરી મૂકી દો.

નોંધ: મેનીકયોર કે પેડીકયોર કરાવ્યા બાદ ઓછામાં ઓછું 24 કલાક અંડર કવર (મોજા, ગ્લવઝ થી કવર કરી) રાખવાથી વધુ સારું રીઝલ્ટ મેળવી શકાય છે. મેનીકયોર, પેડીકયોર હાથ-પગની ગંદકી દૂર કરવાની સાથે રીલેક્સેશન ફીલ કરવાની ઉત્તમ પધ્ધતિ છે. આ ઉપરાંત સ્ક્રબ થયા બાદ અને પેક લગાવતા પહેલા કસ્ટમર ડિમાન્ડ હોય તો વધુ સારું રીઝલ્ટ લેવા બ્લીચ, ડિ-ટેન વગેરે હાથ અથવા પગ પર યુઝ કરી શકાય છે.

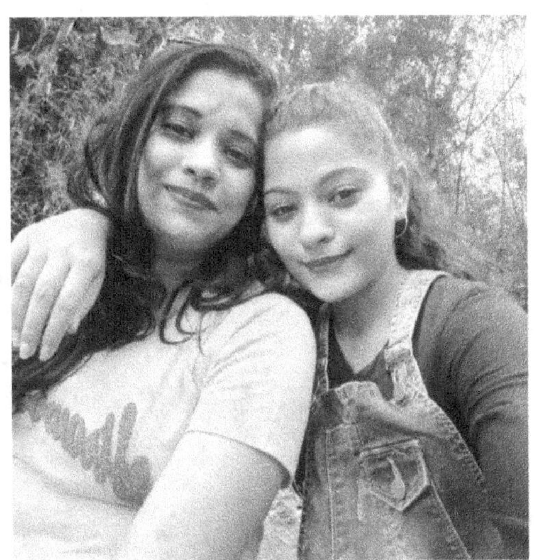 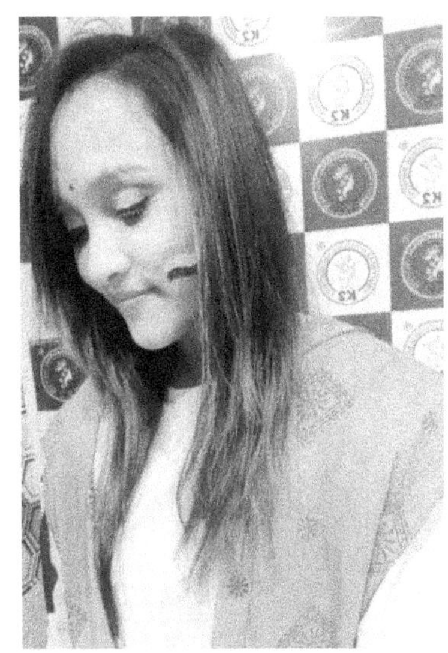

# Day: 6

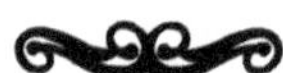

# બ્લીચ (BLEACH)

બ્લીચ કઇ ટાઈપની સ્કીન માટે..?

બ્લીચ શા માટે..?

શું બ્લીચ રેગ્યુલર કરવું જ જોઈએ..?

આવા સવાલો ક્યારેય કોઈના મનમાં થતાં નથી બસ દિવાળી આવી છે તો બ્લીચ કરાવું છે. લગ્ન છે બ્લીચ કરી લેશું ચાલશે..

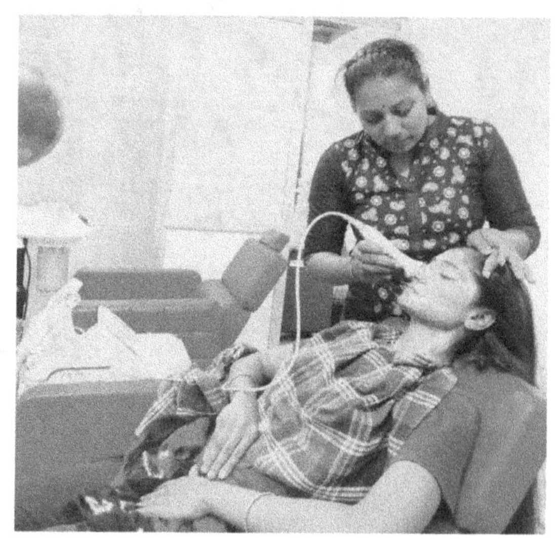

પરંતુ બ્લીચ રેગ્યુલર કરવું જોઈએ નહી તેમજ બ્લીચ કરવાથી તમે ગોરા બની જશો એ માત્ર વહેમ છે. બ્લીચ આપણી સ્કીનને ઇવન ટોન બનાવે છે. આપણી બોડીના અમુક હેર જેનો ગ્રોથ નથી હોતો પરંતુ તે હેરથી ફેસ કે અન્ય પાર્ટની સુંદરતા ઝાંખી પડે છે. ત્યારે બ્લીચ કરવાથી તે હેર પીંગળા કે ભૂખરા થઇ જાય છે, તેમજ બ્લીચની અંદર રહેલ એકટીવેટર મેલ દૂર કરી નાંખે છે જેથી તમારી સ્કીન ફેઅર (ગોરી) લાગે છે.

**દા.ત.** ગાલથી ઉપર અને કાન સાઈડ રહેલ હેર અપર લિપ્સનાં હેર ઘણાં લોકોને હાથ પર પણ ખૂબ જ નહી જેવા હેર હોય છે જેને વેક્સ કરવાની જરૂર રહેતી નથી. કેમકે તે ખૂબ જ સોફ્ટ હોય છે ત્યારે બ્લીચથી એ હેરને છુપાવી શકાય છે.

એકવાર બ્લીચ કર્યાબાદ બીજી વાર કરવા ઓછામાં ઓછો 2 મહિનાનો (ગેપ) હોવો જ જોઇએ નહીંતર ચામડી બળી ગઇ હોય તેવી દાઝ પડવા લાગે છે.

બ્લીચ ફેસ પર હાથ પર, ગરદન પર એમ આઇ એરિઆ, લીપ એરિઆ બાદ કરી પૂરા બોડી પર બ્લીચ કરી શકાય છે.

**દા.ત.** બ્રાઇડલો આજ-કલ વધુ કરાવતી જોવા મળે છે ફૂલ બોડી બ્લીચ.

તેમજ તમે મેક-અપ કરતાં પહેલાં પણ અડધી કલાક પહેલા જ બ્લીચ કરી લેવું જોઇએ. જેથી ફેસ પર રેડનેસ, જલન વગેરે મેકઅપમાં પ્રોબલેમ ઊભો ના કરે.

નોર્મલી આપણે ગમે તે સ્કીન પર ગમે તે બ્લીચ કરી લેતા હોઇએ છે પછી રીએકશન પીગ્મીટેશન જેવી પ્રોબલેમ પણ ફેસ કરવી પડે છે.

આથી બ્લીચનું સિલેક્શન સ્કીન પ્રમાણે થવું જોઇએ.

ઉ. દા. તરીકે

સેન્સિટીવ સ્કીન - ઓક્સી બ્લીચ

ડાર્ક સ્કીન - ડાયમંડ બ્લીચ /ફ્રેમનું સેફરોન બ્લીચ

ફેઅર (ગોરી) સ્કીન - નેચરનું ગોલ્ડ બ્લીચ

નોંધ: જો કોઇને ખૂબ જ વધુ એકને, પીમ્પલ્સ, કે અન્ય સ્કીન પ્રોબ્લેમ હોય તો તેમણે બ્લીચ કરવાની સખત મનાઇ કરવી તેમ છતાં વધુ ફોર્સ કરે તો પોલીશીંગ કે ડી-ટેન કરી શકાય.

તેમજ સ્કીન ટોન પ્રમાણે ક્લાઇન્ટને બ્લીચ કરવાથી પણ વિધાઉટ રીએકશન સારું રીઝલ્ટ મેળવી શકાય છે.

સામાન્ય રીતે કોઇપણ પેક પાછળ 10 થી 15 મિનિટનો ટાઇમ લખેલો જ હોય છે પરંતુ તે ઓલ ટાઇપ સ્કીન માટે લાગુ હોતું નથી.

બ્લીચ લગાવ્યા બાદ 10 મિનિટ બાદ તેને ચેક કરવાનું હોય છે જો તે સૂકું થઇ આંગળીમાં આવી જાય મતલબ બ્લીચ થઇ ગયું છે અને જો તે આંગળી પર આવવાના બદલે લાંબુ, ચીપ ચીપ થાય, સ્પ્રેડ થાય મતલબ હજી 5-10 મિનિટ રહેવા દેવું પડશે.

બ્લીચ કરતાં હંમેશા ધ્યાન રાખો કે બ્લીચીંગ એરિઆ સિવાય બીજે ક્યાંય બ્લીચ લાગે નહી.

# * TOOLS OF BLEACHING *
## બ્લીચીંગ ટૂલ્સ

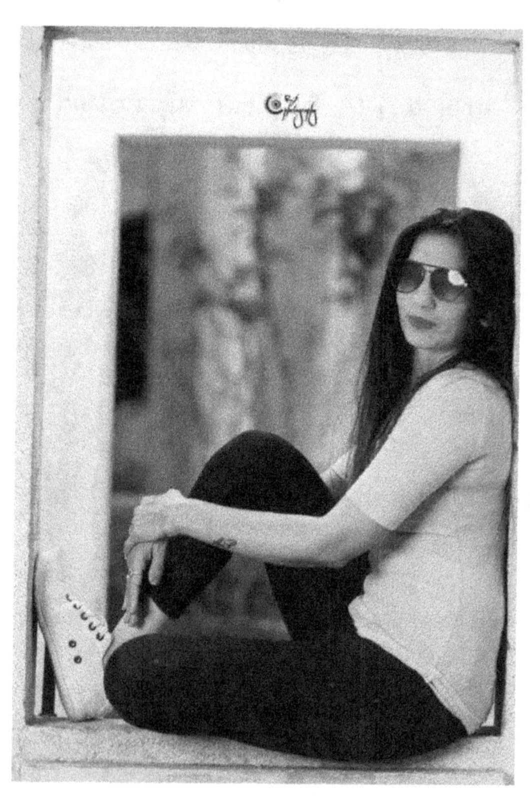

1.   બ્લીચિંગ કીટ (અથવા)

2.   બ્લીચનો પાવડર

3.   એકટીવેટર

4.   બ્લીચ અપ્લાય કરવા બ્રશ

5.   બ્લીચ રીમૂવ કરવા સ્પેચ્યુલા

6.   બાઉલ (પ્લાસ્ટિક કે કાચનું)

7.   બાઉલ (સ્ટીલનું નહી)

8.   પાણી/બરફ

9.   મોશચ્યુરાઇઝ

જો તમે રેડીમેડ પેક લાવ્યા હશો તો તેમાં ક્રીમ અને એકટીવેટર હશે જ પરંતુ જરૂરી છે. તેની માત્રા નક્કી કરવી.

સેન્સિટિવ સ્કીન માટે -0.5 માત્રા (ચુટકી ભર)

નોર્મલ સ્કીન માટે - હાફ ટી. સ્પૂન

ડાર્ક સ્કીન માટે- વન ટી. સ્પૂન

(ઉપર બતાવી એ એકટીવેટર મતલબ બ્લીચ કરવાના પાવડરની માત્રા છે ક્રીમની  નહી)

તેને સારી રીતે મિક્સ કરી બ્રશની મદદથી ફેસ, ગરદન, હેન્ડ ક્યાંય પણ લગાવી શકાય છે.

⇒ (હંમેશા ધ્યાન રાખો કે બ્લીચ બ્રશની મદદથી જ અપ્લાય કરવુ.)

⇒ 10 મિનિટ બાદ આગળ કહ્યા મુજબ ચેક કરી લેવું.

⇒ બ્લીચ થઈ ગયું હોય તો તેને સ્પેચ્યુલાથી રીમૂવ કરવું. (સ્પેચ્યુલાથી ઉખાડવું.) પાણી થી ધોવું નહી.

⇒ ત્યારબાદ એક ટીશ્યુ પેપર કે કોટનના રેપરમાં બે આઇસક્યૂબ મૂકી જ્યાં બ્લીચ કર્યું હોય ત્યાં ધસી લેવા, નેપકીનથી ફેસ, હેન્ડ, નેક ક્લીન કરી દો.

(બ્લીચ ધોવું નહી..?

(આઇસ ક્યૂબ કેમ..?

(બ્લીચ બાદ શું લગાવવું..?)

વગેરે.... વગેરે.....

સવાલોના જવાબ એડવાન્સમાં મળી રહેશે.

(હાલ માત્ર બેઝિક નોલેજ)

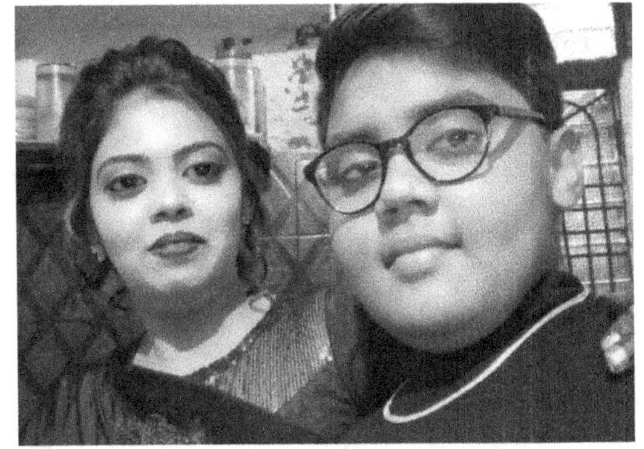

એક બ્લીચથી બીજા બ્લીચ વચ્ચે ઓછામાં ઓછો 60 દિવસનો ગેપ હોવો જ જોઇએ.

# Day: 7

## ડી ટેન (D-TAN)

D-TAN સૌ પહેલા નામનો મતલબ સમજીએ

D મતલબ ડી- એકટીવેટ, ડીફયુસ,

TAN- ટેન મતલબ કાળા ધબ્બા, સનબર્ન, ડલનેસ, બ્લેકનેસ, ચાઠા વગેરે.

ડી-ટેન તમારી સ્કીન પછી તે ફેસ હોય, લેગ, હેન્ડ કે નેક ગમે તે કાળી પડી ગઇ હોય કોઇ એલર્જીથી, તડકામાં વધારે જવાથી, ટ્રાવેલીંગથી તો તેને ઇવન ટોન કરે છે. તમને ગોરા બનાવતી નથી માત્ર જે તમારી પહેલાંની સ્કીન કે તમારી બોડીના બીજા પાર્ટની સ્કીન જેવો જ ડી-ટેન કરેલી સ્કીનનો કલર બનાવી દે છે.

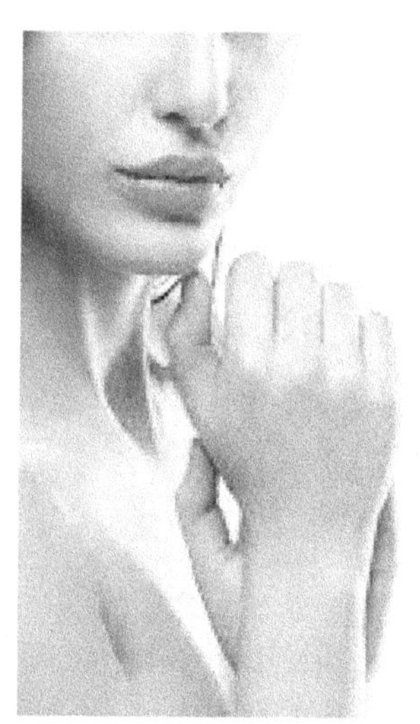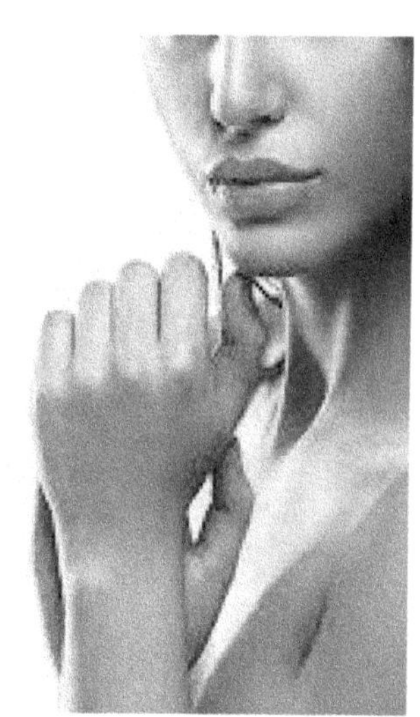

ડી-ટેન બ્લીચની વિરૂધ્ધની એક્ટિવિટી છે. બ્લીચ માત્ર વાળ ભૂરા, પીંગળા કરે છે. જ્યારે ડી-ટેન સ્કીન નો કલર ઇવન ટોન કરે છે.

બ્લીચમાં વપરાતું એકટીવેટર ડી- ટેનમાં વપરાતું નથી. જેથી ડી-ટેન નુકશાન કરતું નથી.

યંગસ્ટર, ટીનેજર વગેરે માટે બ્લીચ સારૂ હોતું નથી કારણકે તેમની સ્કીન ખૂબ જ સેન્સીટીવ હોય છે પરંતુ ડી-ટેન તેઓ પણ ઇઝીલી યુઝ કરી શકતા હોય છે કેમકે સ્કૂલ, કોલેજ, ટ્યુશન દરમ્યાન ટ્રાવેલ કરવાથી તેમની સ્કીન પર ટેનિંગ આવી ગઇ હોય છે. તો ડી-ટેન બેસ્ટ ધેન બ્લીચ.

## * સ્ટેપ *

➢ ક્લીન્ઝીંગથી ફેસ ક્લીન કરવો.

➢ ફેસપેકની જેમ જ ડી-ટેન પેક પણ લગાવી લો.

➢ 10 મિનિટ બાદ પેક રીમૂવ કરી લો.

➢ મોશ્ચ્યુરાઇઝ અપ્લાય કરી દો.

➢ ટેનિંગ પેક બ્રશ કે ફીંગર ટીપ ગમે તે રીતે લગાવી શકાય.

➢ જો કોઇના ડાર્ક સર્કલ વધારે હોય તો આઇ એરિઆ પર પણ ડી- ટેન લગાવી શકાય છે.

➢ ડી-ટેનથી માત્ર બ્લેકનેસ, ડલનેસ ઓછી થાય છે, હેર પર તે કોઇ અસર બતાવતું નથી. આથી બોડીના દરેક પાર્ટ પર ડી-ટેન કરી શકાય છે.

# Day: 8

# ક્લીન અપ (CLEAN UP)

ક્લીન અપ પણ ફેસ ક્લીન કરવાની જ એક રીત છે. ઘણીવાર એવું થાય કે ફેશિયલ અને ક્લીનઅપ વચ્ચે શું ફેર રહે...? ફરક માત્ર ટાઇમીંગનો જ છે. ફેશિયલ કરવા એક થી સવા કલાક નો ટાઇમ લાગે છે ત્યારે ક્લીનઅપ કરવા 30...35 મિનિટથી 45 મિનિટ સુધીનો સમય લાગે છે.

ફેશિયલમાં 6 થી 7 પ્રોડક્ટનો યુઝ થાય છે. જ્યારે ક્લીનઅપ માત્ર ચાર પ્રોડક્ટ દ્વારા જ થઇ જાય છે.

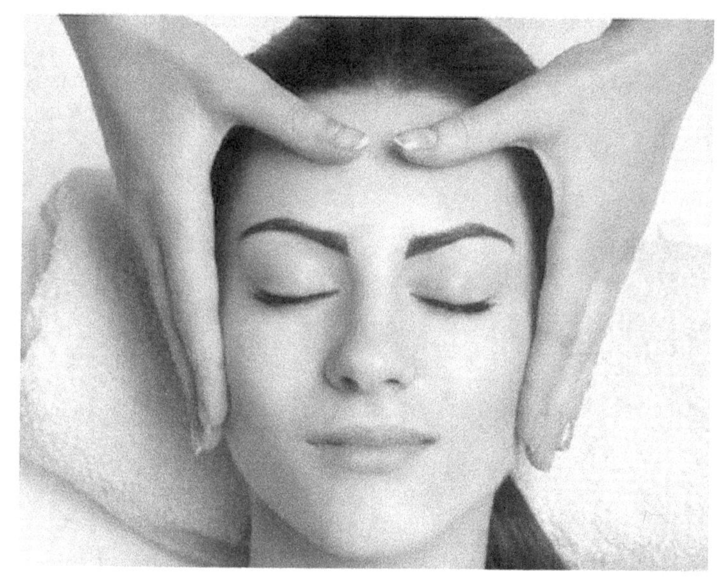

1. ક્લીનઝર (ક્રીમ/જેલ)સ્કબ

2. મસાજ ક્રીમ

3. ફેસપેક

ફેશિયલ અને ક્લીનઅપમાં મેઇન ડિફરન્ટ ટાઇમ લિમિટ જ રહે છે.

## * ટૂલ્સ *

વાર્મ વોટર, સ્પંજ, હેર બેલ્ટ, પ્રોડક્ટ, મોશ્ચ્યુરાઇઝર, પિયપીન (બ્લેક/વ્હાઇટ હેડ્સ કાઢવાનો)

# *સ્ટેપ્સ*

❖ ક્લાઇન્ટના હેર પર ટાઇટ હેર બેલ્ટ લગાવવો. જેથી મસાજ ટાઇમ પર એ સરકી ન જાય.

❖ ક્લાઇન્ટના ફેસ પર કોઈપણ ક્રીમ, પાવડર હોય તો તેને દૂર કરવા ફર્સ્ટ ક્લીન્ઝીંગ કરવું, ક્લીન્ઝીંગ ક્રીમ, જેલ લીક્વીડ કોઈપણ બેઝમાં હોય શકે.

❖ ઓછામાં ઓછું 2 થી 3 મિનિટ ફેસ પર હળવા હાથે ક્લીન્ઝીંગ કરવું ત્યારબાદ તેને સારી રીતે સ્પંજથી રીમૂવ કરી ફેસને ક્લીન કરી લો.

❖ હંમેશા યાદ રાખો મસાજ એકદમ હળવા હાથે અને નીચેથી ઉપરના ડિરેક્શનમાં થવું જોઈએ. ગરદન, ચીન એરિઆ, ચિક, નોઝ, ફોર હેડ (આ રીતે મસાજ કરવાથી ફાઇન લાઇન્સ, રિંકલ જેવી પ્રોબ્લેમ ઓછી થાય છે.)

❖ ત્યાર પછી ફેસ પર સ્ક્રબ લગાવી (સ્ક્રબનું લેયર થિક (જાડું) રાખવું) સ્ક્રબ લગાવ્યા બાદ 5 મિનિટ રહેવા દેવું જેથી આપણાં ઓપન છિદ્રોમાં તે જતું રહે અને ત્યાર પછી હળવા હાથે મસાજ કરવું જેથી છિદ્રમાં રહેલ સ્ક્રબની સાથે બ્લેક હેડ્સ, વ્હાઇટ હેડ્સ પણ રીમૂવ થઇ જાય.

❖ આ વ્હાઇટ હેડ્સ, બ્લેક હેડ્સ નોઝ એરિઆમાં વધુ હોવાથી ત્યાં સારી રીતે ધસીને સ્ક્રબ કરવું સાથે પ્રેશર પોઇન્ટમાં પણ હળવા હાથે દબાણ આપવાથી રીલેક્સ ફીલ થાય છે.

❖ સ્ક્રબ 2 થી 3 મિનિટ બાદ મસાજ કર્યા બાદ સારી રીતે સ્પંજથી રીમૂવ કરી લો અને રીમૂવ કરેલ વોટર પણ ચેન્જ કરી લેવું જેથી સ્ક્રબના દાણા મસાજ વખતે નડતર રૂપ ના બને.

❖ ત્યાર પછી ત્રીજા સ્ટેપમાં મસાજ ક્રીમ લગાવ્યા બાદ હળવા હાથે રાઉન્ડ.... રાઉન્ડમાં મસાજ કરી શકાય છે. આ મસાજ 10 થી 15 મિનિટનું રહે છે કે જ્યાં સુધી ક્રીમ આપણી સ્કીનમાં ઓબ્ઝવ થઇ જાય ત્યાં સુધી ત્યાર પછી સ્ટીમ આપી શકો છો અને બાકી રહેલ બ્લેક હેડ્સ, વ્હાઇટ હેડ્સ વગેરે પીંચની (ચીપિયા)ની મદદથી કાઢી શકાય.

❖ ફોર એન્ડ લાસ્ટ સ્ટેપ ફેસ પેક પૂરા ફેસ અને નેક એરિઆ પર સારી રીતે લગાવી દો આંખ પર કાકડી, ટમેટા, એલોવેરા જેલના કોટન વગેરે મૂકી શકો છો.

❖ લાસ્ટમાં પેક રીમૂવ કરી સારું મોશ્ચ્યુરાઇઝ SPF યુક્ત, કે સન પ્રોટેક્શન યુક્ત લગાવી દો જેથી ક્લાઇન્ટ તડકામાં જવાનું હોય તો ક્લીનઅપનું રીઝલ્ટ બગડે નહી.

## * ટિપ્સ *

❖ ક્લીનઅપ ફેસને કોઇ નુકશાન પહોંચાડતું નથી માત્ર ટેનિંગ બ્લેકહેડ્સ, સ્કીનનો મેલ દૂર કરે છે. તેમાં પણ જાત જાતના હાર્મફૂલ કેમિકલ્સનો યુઝ થતો નથી.

❖ 28 ની એઇજ પછી દર 15 દિવસે અથવા મહીનામાં એકવાર ક્લીનઅપ કરાવવાથી ફેસની સ્કીન સારી રહે છે, રીંકલ્સ પડતાં નથી. અને સ્કીન સાફ રહે છે. પરંતુ તમે ગોરા બની જાવ તે માન્યતા ખોટી છે.

❖ વધારે બેસ્ટ રીઝલ્ટ માટે સ્ટીમ પણ આપી શકો છો.

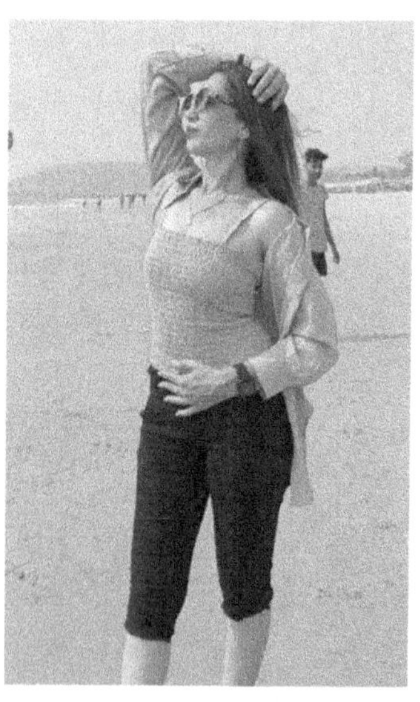
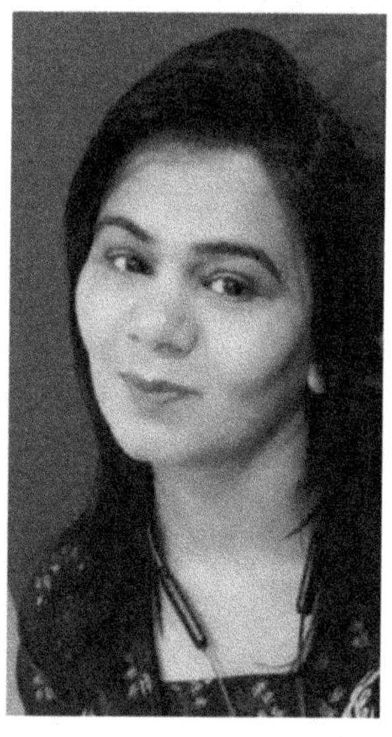
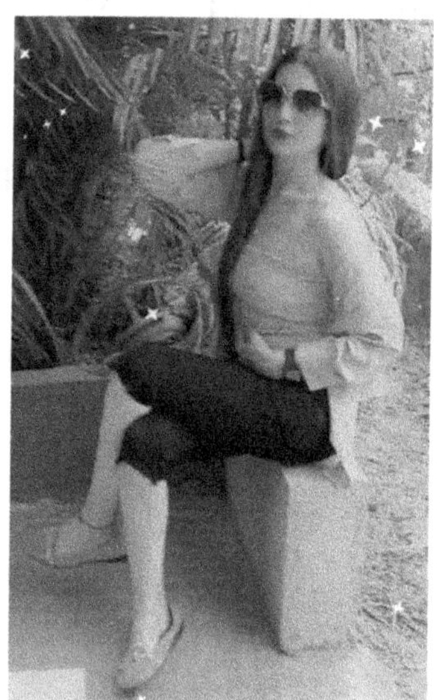

# Day: 9

# ફેશિયલ (FACIAL)

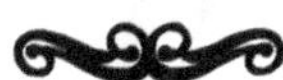

❖ ફેશિયલ ખરેખર એક પ્રકારની મસાજ સિસ્ટમ છે. જેમાં અલગ-અલગ ક્રીમની મદદથી ફેશિયલ કરવાનું કે મસાજ કરવાનું રહે છે. જે એકદમ હળવા હાથે જ સર્કલ મોશનમાં કરવાનું રહે છે. તેમજ તેમના પ્રેશર પોઇન્ટ પર પણ પ્રમાણસરનું દબાણ આપતું રહેવું પડે છે.

ફેશિયલ અઘરું નથી તેમ ઇઝી પણ નથી. એક થી દોઢ કલાકનો સમય લઈ લે છે. તેના માટે ક્લાઇન્ટ ને ડ્રેસ ચેન્જ કરવો પડે છે.  તેમજ હેરબેલ્ટ પણ જરૂરી રહે છે. જેથી તેમના હેર ગંદા થાય નહી અને આપણને પણ મસાજ કરતી વખતે નડતરરૂપ થાય નહી.

## ફેશિયલ શા માટે......?

જ્યારે સ્કીન પર રીંકલ્સ પડવા લાગે છે, પીગ્મીટેશન, એકને, ડાર્ક સ્પોટ વગેરેનું પ્રમાણ વધી જાય, ત્યારે ક્લીનઅપ જોઇતું રીઝલ્ટ આપી શકતું નથી કારણકે સ્ટેપ્સ  ઓછા, મસાજ ઓછું અને ટાઇમ લિમિટ હોય છે. તેથી, આવા સમયે ફેશિયલ વધારે બેસ્ટ રહે છે.

ફેશિયલ કરતી વખતે જો પ્રેશર પોઇન્ટ સરખી રીતે દબાવવામાં આવે તો ફેસને વધુ સારો ગ્લો મળી રહે છે.

આપણાં ફેસમાં ક્યાં-ક્યાં પ્રેશર પોઇન્ટ છે તે નીચેના પિકમાં જોઇ શકો છો.

આ ઉપરાંત ફેશિયલ સમયે મસાજ અપલિફ્ટ ડિરેક્શનમાં કરવાનું હોય છે આ સાથે ચીન  એરિઆ, નોઝ એરિઆ, S-શેપ, 8 (એઇટ) શેપ વગેરે મસાજના સ્ટેપનો યુઝ કરી પ્રેશર પોઇન્ટને

દબાવતા રહેવાનું હોય છે. તેમજ વધુમાં તમે ક્લાઇન્ટને બેક મસાજ પણ આપી શકો છો.

➤ હવે જોઇએ ફેશિયલ સ્ટેપ બાય સ્ટેપ......

# સ્ટેપ: 1 ક્લીન્ઝીંગ

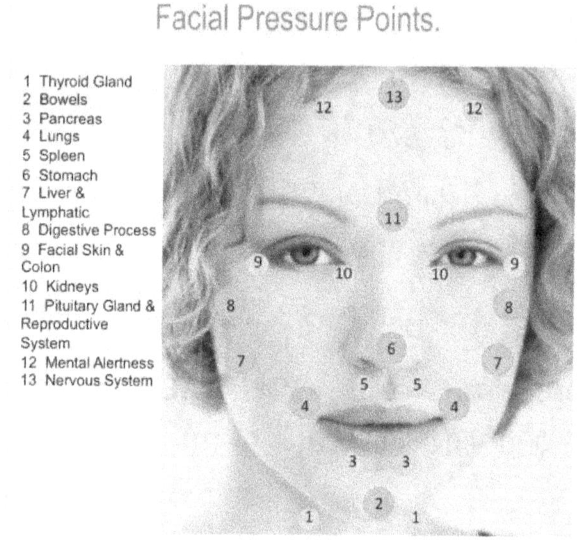


ક્લીન્ઝીંગ ફેશિયલનો ફર્સ્ટ સ્ટેપ હોય છે. જે ખૂબ જ જરૂરી છે. તેનાથી ફેસ પર લાગેલ મેકઅપ, ધૂળ, રજકણ વગેરે દૂર થાય છે અને આપણાં પોર્સ ઓપન થઇ જાય છે. ક્લીન્ઝીંગ ક્રીમ, મિલ્ક, જેલ બેઝ આવે છે.

ક્લીન્ઝીંગ ઓછામાં ઓછું ૨ થી ૩ મિનિટ કરવામાં આવતો સ્ટેપ્સ છે. જેથી ફેસ ક્લીન થઇ જાય છે. ત્યાર પછી ચોખ્ખા પાણીથી સ્પંજ વડે ફેસ સાફ કરી લો.

## સ્ટેપ: 2 સ્ક્રબ

સ્ક્રબ ફેસ પર લગાવ્યા બાદ ૫ થી ૭ મિનિટ માટે એમ જ છોડી દેવું. જેથી તે ક્લાઇન્ટની સ્કીનમાં ઊતરી જાય. ત્યારપછી ૨ થી ૩ મિનિટ માટે મસાજ કરી ફેસ ક્લીન કરી લેવો.

 (આ સમયે સ્ક્રબ આંખમાં જતું રહે નહી તેની ખાસ કાળજી રાખવી.)

તેમજ સ્ક્રબીંગ બાદ પાણી પણ ચેન્જ કરી લેવું. જેથી સ્ક્રબના દાણા તેના પછીના સ્ટેપમાં નડતરરૂપ ના બને.

## સ્ટેપ: 3 ડી-ટેન / બ્લીચ / પેક / મસાજ ક્રીમ

ઉપરની કોઇપણ પ્રોડકટ થર્ડ સ્ટેપમાં લઇ શકાય છે અને આપેલા ડિરેક્શન મુજબ તેને યુઝ કરી શકાય છે.

## સ્ટેપ: 4 મસાજ ક્રીમ

ક્લીનઅપમાં માત્ર એક જ વાર કરાતું મસાજ ફેશિયલમાં ૩ થી ૪ વાર કરવામાં આવે છે. મસાજ ક્રીમને ફીંગર ટીપ પર લઇ હળવા હાથે સર્કલ મોશનમાં, અપલિફ્ટ ચીન એરિઆમાં, S અને 8 શેપમાં, ટેપ-ટેપ, રાઉન્ડ-રાઉન્ડ રીતે મસાજ આપ્યા બાદ સારી રીતે ફેસ ક્લીન કરી લો.

 ત્યાર પછી ચીપિયાની મદદથી બ્લેકહેડ્સ, વ્હાઇટ હેડ્સ, રીમૂવ કરી લો હવે તે સરળતાથી રીમૂવ થઇ જાય છે.
 ત્યાર પછી ફેસને સ્ટીમ આપી દો.

## સ્ટેપ: 5 પેક

લાસ્ટમાં તમે પેક લગાવી (પેક તમે જે કંપનીનું ફેશિયલ કરાવ્યું છે તે જ કંપનીનું લગાવવું જરૂરી નથી. બીજી કંપનીનું પણ યુઝ કરી શકો છો. ફોર બેટર રીઝલ્ટ) દો. 10 થી 15 મિનિટ સુકાવા દો. ત્યાર બાદ સારી રીતે રીમૂવ કરી દો. ફેસ એકદમ ક્લીન કરી લો. ત્યાર પછી મોશ્ચ્યુરાઇઝર અથવા સન પ્રોટેક્શન ક્રીમ લગાવી દો.

આ થયું બેઝિક નોલેજ જેથી બધા જાણકાર હોય જ છે. આમ; પણ ફેશિયલ કીટની પાછળ પણ આ બધુ નોલેજ હોય જ છે. તેમ છતાં ઘણી બધી કીટમાં ચાર સ્ટેપ તો ઘણી કીટમાં છ કે સાત કે પાંચ સ્ટેપ આવતા હોય છે પરંતુ વસ્તુ તો આજ રહે છે ક્લીન્ઝીંગ, સ્ક્બ, મસાજર, પેક, મોશ્ચ્યુરાઇઝર.

પરંતુ ઘણીવાર આપણે જોઇએ કે કોઇ પૂછે છે ફેશિયલ શા માટે કરાવવું....?

જવાબ: ગોરા થવા.

પરંતુ આ વાત ખોટી છે ફેશિયલ કરાવ્યે કોઇ ગોરું થતું નથી. તો ફેશિયલ શા માટે....?

➤ પરંતુ ફેશિયલથી ટેનિંગ (કાળાશ) ઓછી થાય છે જે તડકાથી, વાતાવરણના ફેરફારથી કે આઉટડોરથી થયેલી હોય તે .

➤ બીજું ફેશિયલથી સ્કીનને, સ્નાયુઓને મસાજ મળે છે. જેથી તે એક્ટિવ બની રક્ત સંચાર ઝડપી કરે છે. પરિણામે ફેસ પર ગ્લો આવે છે, ગ્રંથીઓ ખૂલવા લાગે છે.

➤ સ્કીન પર એકઠી થયેલી ધૂળ, મેલ વગેરે દૂર થાય છે.

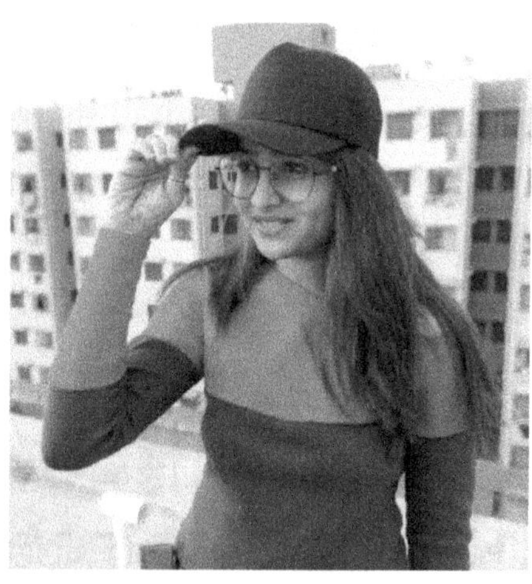 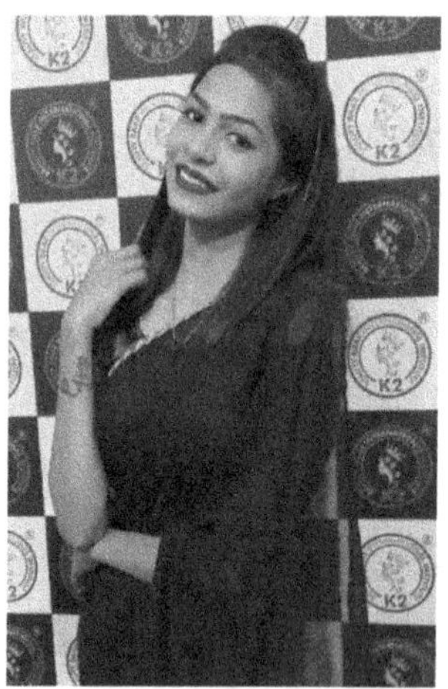 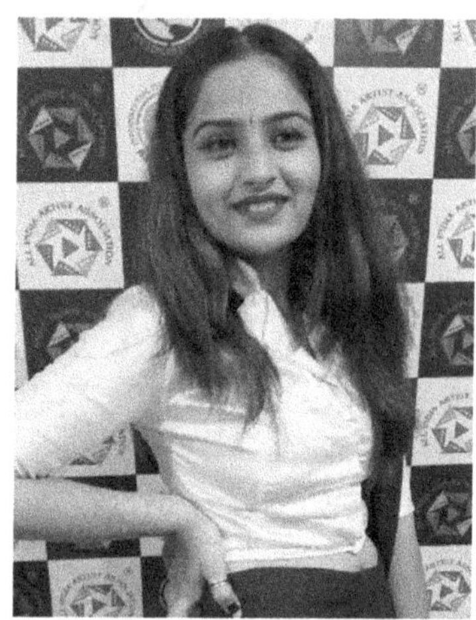

➢ આ સિવાય પણ ફેશિયલના ઘણાં ફાયદા છે, તેના યુઝ છે, તેમજ કઇ સ્કીન માટે કયું ફેશિયલ યોગ્ય છે, સ્કીનની જાણકારી......!, કઇ સિઝનમાં કયું ફેશિયલ કરાવવું વગેરે......વગેરેની ડીટેલ તમને એડવાન્સની બુકમાં મળી રહેશે. બેઝિકમાં બસ આટલું જ.

# Day: 10

## બોડી પોલીશિંગ (BODY POLISHING)

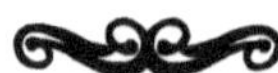

બોડી પોલીશિંગના માર્કેટ ચાર્જ 1500.......1700 થી લઈને 5, 10, 15 હજાર સુધી ચાલે છે જેમાં $O_3$, $O_3^+$ નું પેકેજ પણ આવી જાય છે. પરંતુ તે ડીપેન્ડ કરે છે તમારા સલૂન પર અને ક્લાઇન્ટની ડિમાન્ડ પર. અને એમ પણ કહી શકાય કે ....

" Body Polishing is a little Part of Spa."

જે માત્ર બોડીને વ્હાઇટ કરવા કે ચમકાવવા પૂરતું લિમિટેડ નથી. પરંતુ ફૂલ બોડી રીલેકસિંગ, મેડીટેશન, માટે વપરાતી રીત છે.

## * ટૂલ્સ *

1. ક્લીન્ઝીંગ મિલ્ક

2. બોડી સ્ક્રબ

3. મસાજ ઓઇલ

ટાઇમીંગ : 2 થી 2:30, 3:00 કલાક

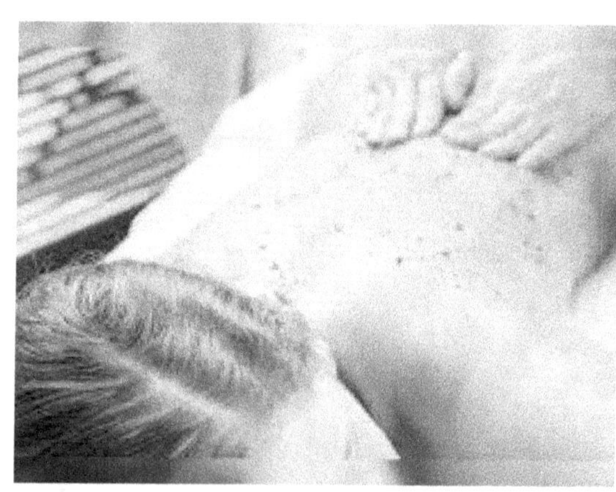

# * પ્રોસેસ *

➢ સૌ પ્રથમ તો ક્લાઈન્ટને ડ્રેસઅપ કરાવી દો.

➢ ત્યાર પછી ક્લીન્ઝીંગ મિલ્કથી પૂરી બોડીને સારી રીતે ક્લીન કરી લો.

➢ આ સમયે તમે રાઉન્ડ, રાઉન્ડ, અપ લિફ્ટ, સર્કલ એઇટ વગેરે રીતે મસાજ કરી શકો છો.

➢ જો ક્લાઈન્ટની બોડી પર વધારે ટેનિંગ (કાળાશ), હોય તો વધારે ગંદી હોય તેમ લાગે તો તમે 8 થી 10 મિનિટ મસાજ કરી શકો છો નહી તો 5.5 મિનિટ ચાલે.

➢ ક્લીન્ઝીંગ બાદ સેકન્ડ ઈનગ્રીડયન્સ સ્ક્રબ પરંતુ ધ્યાનમાં રાખો કે ફેસ સ્ક્રબીંગથી બોડી સ્ક્રબ અલગ આવે છે કારણકે બોડીની સ્કીન ફેસના પ્રમાણમાં વધારે હાર્ડ (કડક) હોય છે. ગંદી પણ વધારે થતી હોય છે. દા.ત. કોણી, ધૂંટણ, પગના પંજા વગેરે

➢ સ્ક્રબ એક સાથે પૂરી બોડી પર અપ્લાય ના કરતાં વન બાય વન અપ્લાય કરી શકો છો. સ્ક્રબ લીધું, મસાજ કર્યું, ઓછું પડે તો ફરી સ્ક્રબ લો, સુકાય જાય તો  વોટર સ્પ્રે કે રોઝ વૉટરથી ભીનું કરી શકાય છે. પગ, સાથળ, કમર, પીઠ, હાથ બધે જ હળવા હાથે પરંતુ એવી રીતે મસાજ આપવું કે ટેનિંગ પણ દૂર થાય અને રીલેક્સ પણ મળે.

➢ ધ્યાનમાં રાખો કે સારી કંપનીના સ્ક્રબ ઝડપથી અને સારું રીઝલ્ટ આપશે.

દા.ત. ધ બ્યૂટી કો. નું કોફીન સ્ક્રબ

ફોરેસ્ટનું સેન્ડલવૂડ સ્ક્રબ

ધ બોડી શોપનું સ્ટ્રોબેરી

➢ તેમજ બેસ્ટ અને ફર્સ્ટ નંબર પર અત્યારે છે તે ઉબટન, બોડી ક્યુપીડ, કોફીનના સ્ક્રબ.

➢ લાસ્ટ અને થર્ડ સ્ટેપ સ્ટાર્ટ કરતાં પહેલા ધસીને સારી રીતે સ્ક્બને રીમૂવ કરવું જેથી ઓઇલીંગ વખતે તેના દાણા નડતરરૂપ ન થાય.

➢ ત્યાર પછી ફૂલ બોડીને ઓઇલ વડે મસાજ આપો જેમાં તમે બદામનું ઓઇલ, વિટામીન સી યુક્ત ઓઇલ, કે લેમન એકસટ્રેક વાળું ઓઇલ વધારે સારું રહે છે જે બોડીને ઇન્સ્ટન્ટ શાઇનિંગ આપે છે.

ત્યાર પછી ફૂલબોડી પર તમે ડી-ટેન પેક, બ્લીચ, કે અન્ય પેક પણ લગાવી શકો છો. જો 15 થી 20 મિનિટ માટે લગાવી સુકાયા બાદ સ્પંજની મદદથી સારી રીતે ક્લીન કરી લો.

સનબર્ન, ટેનિગથી દૂર રહેવા, SPF યુક્ત મોશ્ચ્યુરાઇઝર કે સન સ્ક્રીન લોશન યુઝ કરવું જોઇએ.

# Day: 11

# નોલેજ અબાઉટ હેર કટ
# (KNOWLEDGE ABOUT HAIR CUT)

અબાઉટ હેરકટ નોર્મલ એન્ડ બેઝિક ડીટેલ જ અહી આપવામાં આવી છે. તેની એડવાન્સ ડીટેલ એન્ડ પ્રોપર હેર સ્ટાઇલિશ નોલેજ હેર કટ ઓન્લી 1/- ની બૂકમાં મળી રહેશે.

* ટૂલ્સ *

1. હેર કટીંગ સીઝર
2. હેર ક્લીપ્સ
3. સેલ્ફ એપરન, ક્લાઇન્ટ એપરન
4. હેર ડ્રાયર, હેર સ્પ્રે
5. સેકશન કોમ્બ

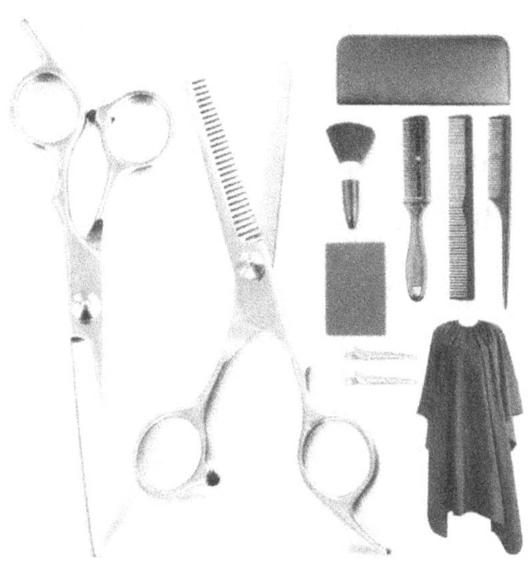

જેવી રીતે આઇબ્રો માટે પ્રેક્ટિસ કરવામાં આવે છે. રૂછાવાળા ટાવલ કે મેટ પર તેવી જ રીતે જ હેરકટ કરતાં પહેલા સિઝર ચલાવવાની, સિઝર પકડવાની અને કોમ્બ કરવાની પ્રેક્ટિસ પણ કરવી પડે છે, ડાયરેક્ટ હેરકટ કરી શકતા નથી.

➤ લોંગ પ્રેક્ટિસ બાદ તમે બે-ત્રણ કિલો પેપર પસ્તી કટ કરી દો પરંતુ એ રીતે સિઝર પકડો કે તમે પ્રોપર હેરકટ જ કરો છો.

➤ આ માટે તમારા હેન્ડની ત્રીજી આંગળી (અનામિકા) અને થમબ (અંગૂઠા) વડે સિઝર પકડવાની રહે છે. ત્યાર પછી તમે પેપર

➤ કટિંગ કરો, ઓન્લી સિઝરની પ્રેક્ટિસ કરો આ સમયે ધ્યાન રાખો કે સિઝર બને ત્યાં સુધી નાનામાં નાની સાઇઝની પસંદ કરો.

➤ ત્યારપછી આવે છે સ્ટેપ ટુ ગ્રીપિંગ જે હાથે સિઝર પકડી છે તેના બીજા હાથથી પેલી બે આંગળીઓની ગ્રીપ બનાવી તેની અંદર હેરની લટ પકડવાની રહે છે, જેથી જરૂર મુજબના જ હેરકટ થઇ શકે વધારાના હેર કપાય નહી.

➤ (આ પ્રેકટીસ ડાયરેક્ટ ક્લાઈન્ટ પર ન કરતાં પહેલા ડમી પર શીખવાની રહે છે.)

➤ સૌ પ્રથમ ક્લાઈન્ટને એપરન પહેરાવી દેવું જેથી ઝીણું ઝીણું કટિંગ કપડાં પર ખરે નહી અને બંને ત્યાં સુધી હેર ભીના કરીને જ કટ કરવાનો આગ્રહ રાખવો જેથી ઝીણું ઝીણું કટીંગ ઉડે નહી.

➤ વાળ ભીના કર્યા બાદ તેને સારી રીતે ટેંગલ ફ્રી કરી લો. જેથી ગાંઠો, કે ધૂંચ કટિંગ સમયે નડતરરૂપ થાય નહી.

➢ ત્યાર પછી આપણે સેક્શન પાડવાના રહે છે. પરંતુ તે નેક્સ્ટ પોઇન્ટમાં જોશું અહીં માત્ર આપણે સ્ટ્રેટ અને યુ-કટ જોવાનું છે. એટલે સેક્શન ની જરૂર પડશે નહી.

<h1 style="text-align:center">*સ્ટ્રેટ કટ*</h1>

➢ મોટા ભાગે ઉંમરવાળી લેડીઝ સ્ટ્રેટ કટ નો આગ્રહ રાખતી હોય છે. જેથી લેન્થ પણ ઓછી થાય નહી અને ડેમેજ હેર નીકળી જાય.

➢ એઝ એકઝામ્પલ સામેનું પિક એક લેડીના હેર છે જેમાં આપણે સ્ટ્રેટ કટ કરવાનું છે.

➢ (આ ડાર્ક બોર્ડર જેટલા તેમને હેરકટ કરવા છે) (લેન્થ ઓછી કરવી છે.)

➢ હેરકટ માટે આપણે એક ગાઇડ લાઇન લેશું જેમાં સ્ક્વેર કરેલ હેર આપણે સૌ પ્રથમ કટ કરી લીધા.

➢ હવે એ લાઇન મુજબ જ આપણે બધા હેર કટ કરી લેશું. ધીમે ધીમે અને થોડા થોડા કરીને, એકસાથે બધા નહી) આપણને ક્લાઇન્ટે કહ્યા હતા તેનાથી ઓછી લેન્થ કટ કરી છે કારણ ક્યાંક આડા-અવળી સિઝર લાગી ગઇ હોય તો આપણે તેને ફરીથી ગાઇડ લાઇન બનાવી હેરકટ કરી શકીએ. ( ગાઇડલાઇન ઇઝ વેરી ઇમપોટેડ ફોર એવરી હેરકટ ઇન લેડીઝ એન્ડ જેન્ટસ)

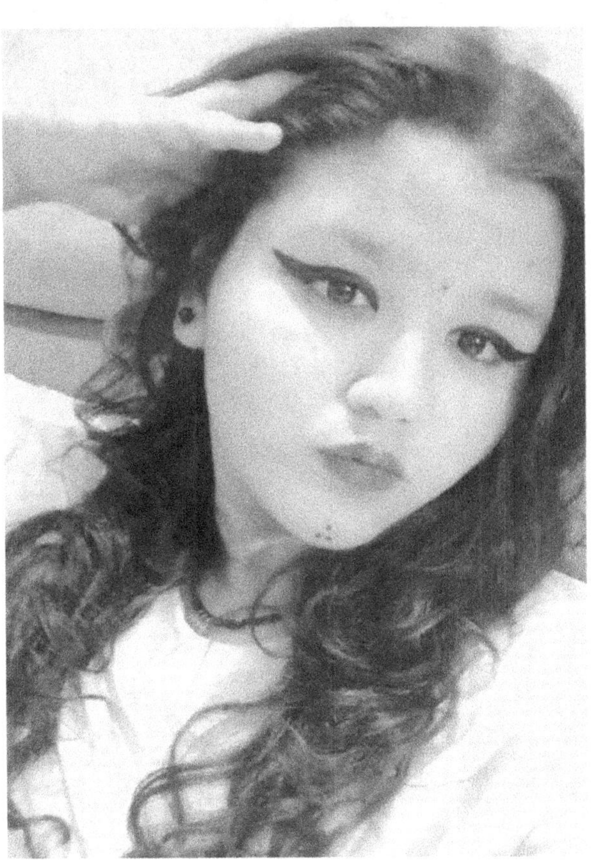

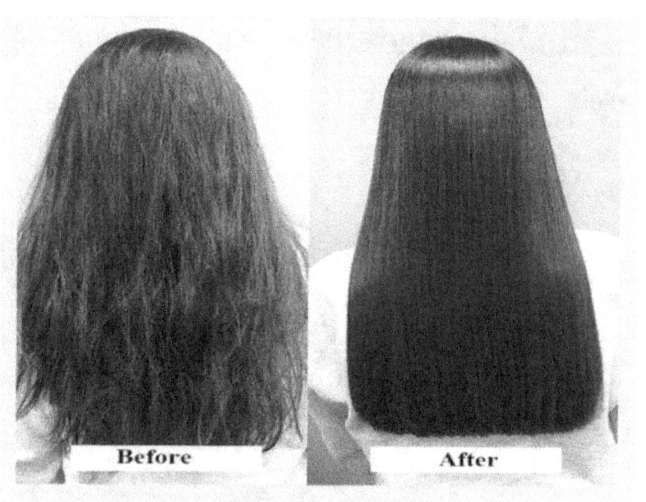


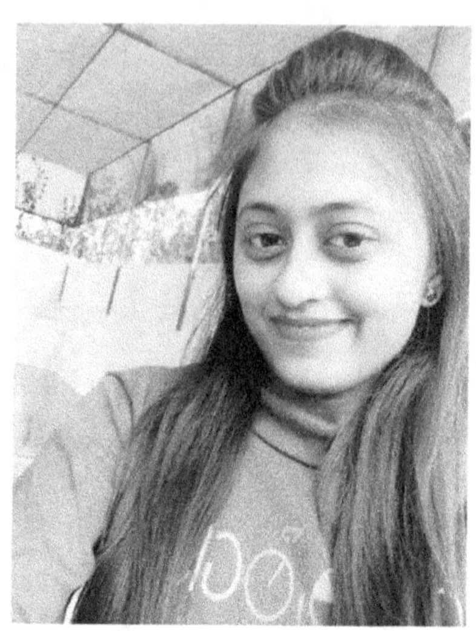

લાસ્ટમાં રાઉન્ડ કોમ્બ્બની મદદથી હેર ને રાઉન્ડ શેપ આપી હીટ અથવા બ્લો ડ્રાય કરી લો.

(રેડી ટુ પરફેક્ટ સ્ટ્રેટ કટ)

# Day: 12

# સ્ટાર્ટ અપ વીથ યુ- કટ
## (START UP WITH U - CUT)

ક્લાસ - 10માં આપણે સ્ટ્રેટ કટ જોયું ઇટ્સ વેરી ઇઝી જ્યારે યુ-કટ સ્ટ્રેટ કટના પ્રમાણે વધારે સમય અને કોન્સન્ટ્રેશન માંગી લે છે.

> wસૌ પ્રથમ હેર ને ટેંગલ ફ્રી કરી, સ્ટ્રેટ કોમ્બ્ડ કરી લો. હેરને સ્પ્રેની મદદથી ભીના કરી લો. ત્યાર પછી ક્લાઇન્ટની ડિમાન્ડ મુજબ કે તેમને હેર લેન્થ શોર્ટ કરવી છે તે મુજબ ગાઇડ લાઇન નક્કી કરો, નક્કી કરવાની છે કટ નહી. (ડાર્ક લાઇનની નીચેના હેર કટ કરવાના છે. પરંતુ U શેપમાં )

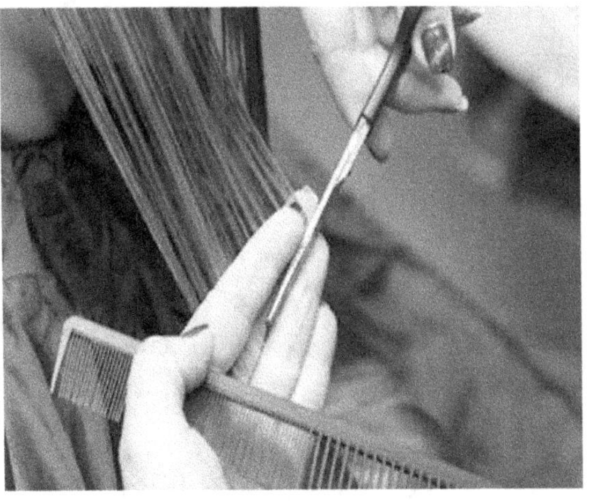

> ત્યાર પછી બંને સાઇડથી સેમ થિકનેસ વાળી એક-એક લટ લઇ સેન્ટરમાં ભેગી કરી ગાઇડલાઇન જ્યાં નક્કી કરી છે ત્યાંથી કટ કરી દો.

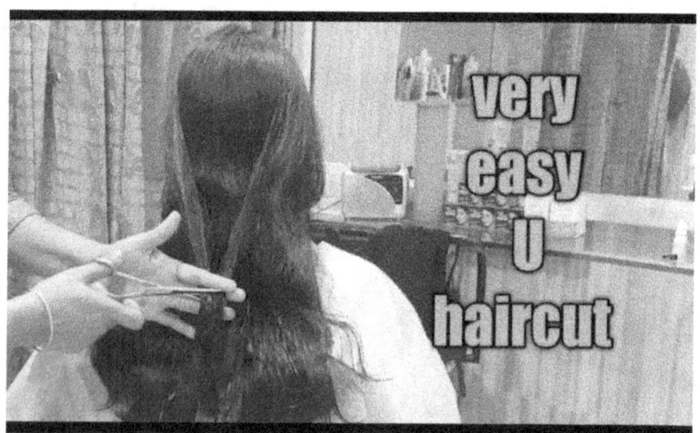


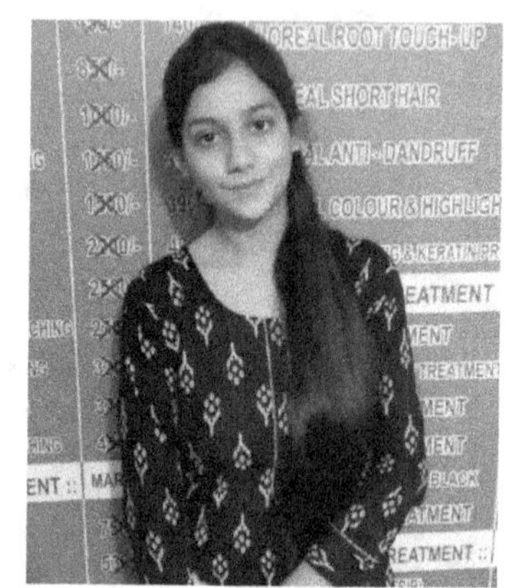

- ➤ હવે બંને લટને પોતાની જગ્યાએ ગોઠવી દો. તો આ રીતે દેખાશે.

- ➤ હવે તેમાં નીચે વઘેલા હેરની અંદર આપણે U શેપ આપીશું.

- ➤ પહેલી કટ કરેલી લટ પાસેથી ક્રોસમાં સિઝર, નીચે આવતા સીધી સિઝર અને ત્યાર પછી બીજી લટ પાસે પાછી ક્રોસમાં સિઝર ચાલશે.

- ➤ ત્યાર પછી ફરીથી બધા હેર એકસાથે ભેગા કરી ચેક કરી લો, નાના મોટા ક્યાંય રહી ગયા નથી.

- ➤ ત્યારબાદ રાઉન્ડ કોમ્બમા હેર ફસાવી બ્લો ડ્રાય કરી લો.

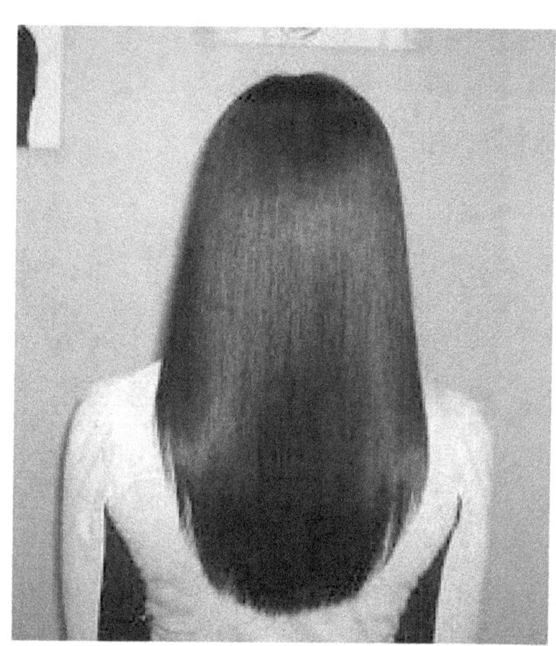

➢ (જો U શેપ મોટો કરવો હોય તો ગાઇડલાઇન થોડી વધારે ઊંચી લેવી અને નાનો U શેપ કરવો હોય તો ગાઇડલાઇન નીચી રાખવી.)

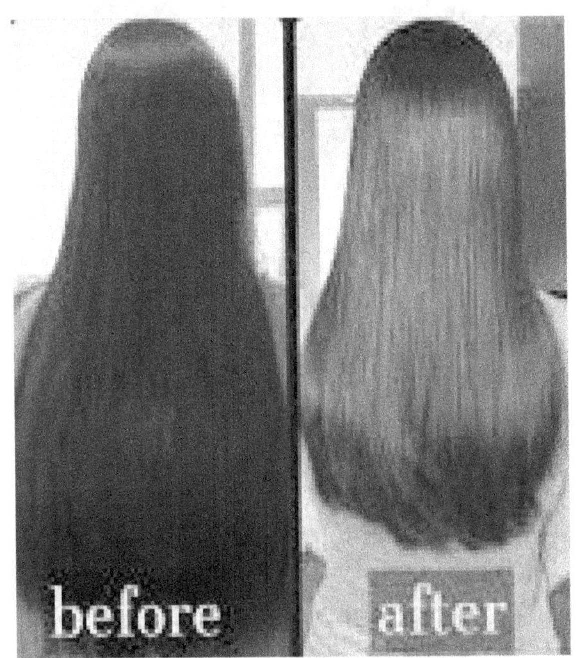


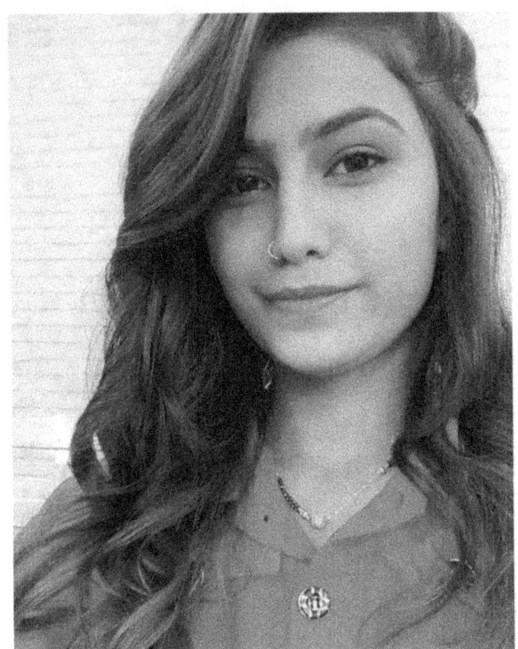

# વી – કટ (V - CUT)

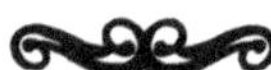

આપણે જે રીતે U શેપ શીખ્યા તે જ રીતે હેર ભીના કરી સારી રીતે કોમ્બ કરી લો, ટેંગલ હટાવી દો.

ત્યારબાદ બે લટને સેન્ટરમાં લઇ ક્લાઇન્ટ ડીમાન્ડ મુજબ કટ કરી ગાઇડલાઇન નક્કી કરી લો.

એન્ડ હવે સ્ટાર્ટ કરીએ V શેપ.

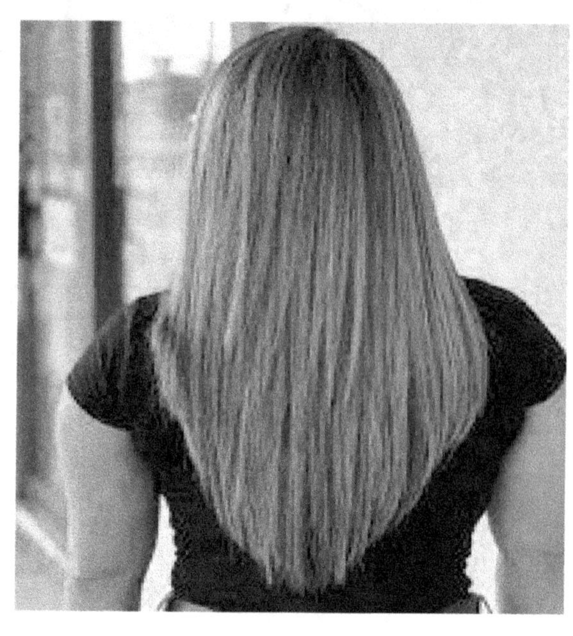

પ્રથમ ગાઇડલાઇનની લટ પાસેથી ક્રોસ સિઝર ચલાવતા લેન્થના છેડા સુધી લઇ જાય.

ત્યારપછી એજ રીતે બીજી સાઇડ પણ ક્રોસ સિઝર ચલાવતા લેન્થના છેડા સુધી લઇ જાવ.

(U શેપમાં જ્યાં આપણે છેડાની લેન્થ પર સીધી સિઝર ચલાવતા ત્યાં જ V શેપમાં ગાઇડ લાઇનથી શરૂઆત કરી છેડા સુધી ક્રોસ જ સિઝર ચલાવવાની રહે છે.)

ત્યાર પછી હેરને થોડા ડ્રાય કરી લો. રાઉન્ડ કોમ્બ્ખમા રાઉન્ડ કરી બ્લો ડ્રાય કરી શકો છો. બાકી V શેપને ઓનલી ડ્રાય જ કરવાનો રહે છે. બ્લો ડ્રાયની જરૂર રહેતી નથી.

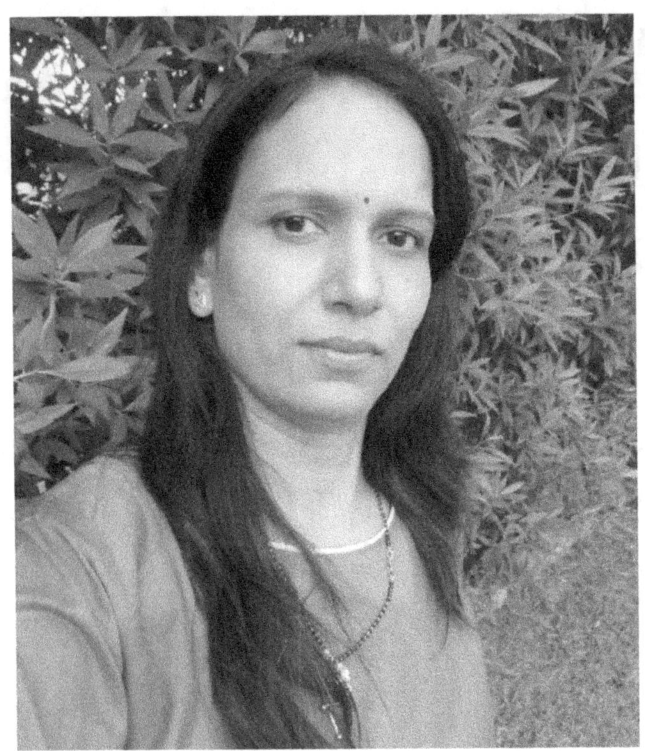

ભાવિશા વણપરિયા

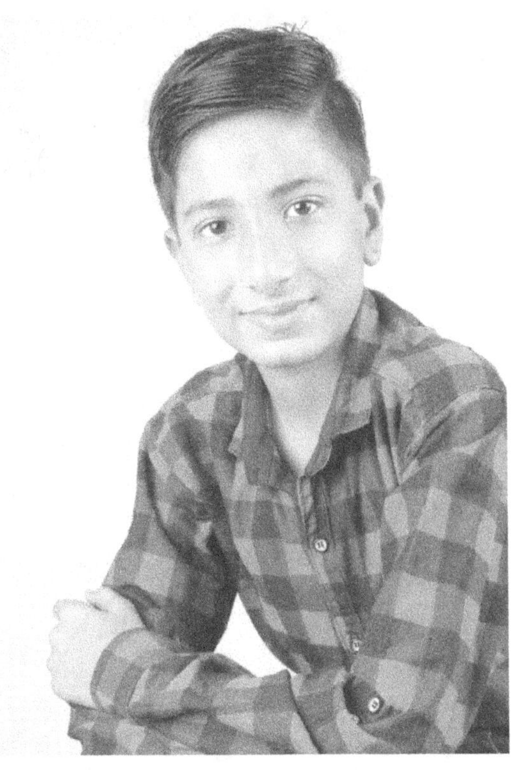

શ્રેય વણપરિયા

# Day: 14

## ડીગ્રી (DEGREE)

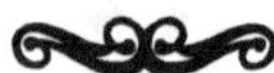

આપણે બેઝિક સમજ્યું, સ્ટ્રેટ, U, V કટ પણ કર્યા પરંતુ સ્ટેપ કટ, લેયર, સ્ટાર કટ , વગેરે માટે ડીગ્રી શીખવી અને સમજવી ખૂબ જ જરૂરી છે. એકવાર ડીગ્રી સમજ્યા બાદ તમે કોઈપણ કટીંગ ઇઝીલી કરી શકો છો. અને પ્રોપર હેર સ્ટાઇલિશ માટે ડીગ્રી, મૂન, હાફમૂન, ફૂલ મૂન સમજવા, શીખવા ખૂબ જ જરૂરી છે.

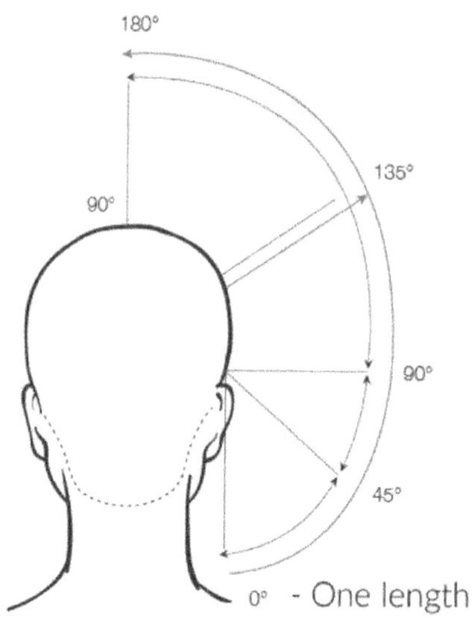


➢ ગરદનની પાછળનો ભાગ જ્યાં હેર એન્ડ થાય છે (જેની નીચેથી હેર નથી) તે ભાગ આપણો ઝીરો ડીગ્રી ગણાય છે. U કટ, સ્ટ્રેટ કટ 0⁰ ડીગ્રીએ જ કટ થાય છે.

➢ ત્યાર પછી ગરદનની નીચેથી સાઇડથી ઉપર (અપલિફ્ટ) તરફ જતાં (જ્યાં અંબોડો કે પોની ટેલ બાંધીએ ત્યાં) કે પછી આપણા એક કાનથી બીજા કાન સુધી જતાં એકદમ સેન્ટરનો ભાગ એટલે નાઇન્ટી ડીગ્રી. (મોટાભાગના કટીંગ નાઇન્ટી ડીગ્રીએ જ થાય છે.)

દા.ત. લેયર કટ

➢ જ્યારે આપણે હેરને ઉપરની તરફ કોમ્બ્ કરતાં લાવીએ છીએ અને તાળવાના ભાગથી સીધા ઉપર સ્ટ્રેટ કરી કટીંગ કરીએ છીએ તે 180° ડિગ્રીનું કટીંગ ગણાય છે.

દા.ત. સ્ટેપ કટ

➢ આ જ પ્રમાણે તમે હેરને આગળની સાઇડ, ફેસની સામે નાક સુધી લઇ કટીંગ કરો તો તે પણ નાઇન્ટી ડિગ્રીનું જ કટીંગ ગણાય. 'ટૂંકમા ફેન્સી હેરકટ માટે તમે નાઇન્ટી અને વન એઇટી ડિગ્રીનો યુઝ કરી બેસ્ટ થી બેસ્ટ ડિઝાઇન આપી શકો છો પરંતુ કેવી રીતે ........? ?........? તે જાણકારી પ્રોપર હેર કટની બુકમાં અપાયેલી છે!

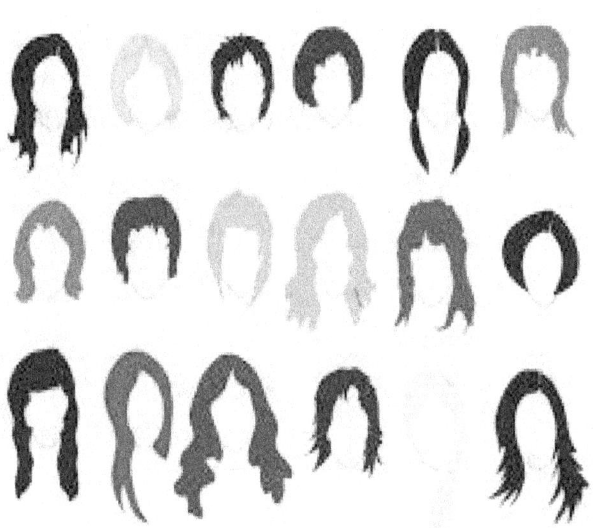

# Day: 15

# બ્લો ડ્રાય (BLOW DRY)

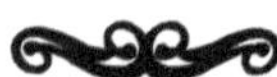

હેરકેરમાં આજકાલ માર્કેટમાં ખૂબ જ જોર પકડતી આ પ્રવૃત્તિ છે. બ્લો ડ્રાય.

આપણે ત્યાં માત્ર હેરકટીંગ બાદ જ બ્લો ડ્રાય કરાય છે. કે જેથી હેર સુકાઇ જાય અને પરફેક્ટ શેપ આવી જાય. જ્યારે બ્યુટી વર્લ્ડમાં બ્લો ડ્રાયની પ્રોસેસ રેગ્યુલર કરાય છે જેવી રીતે ઓઇલીંગ, શેમ્પૂ, કંડીશનર કરાય છે. તેવી જ રીતે ટેંગલ ફ્રી બાદ હેરને બ્લો ડ્રાય કરવામાં આવે છે.

## * ટૂલ્સ*

1. રાઉન્ડ કોમ્બ

2. મોટા દાંતાવાળો કોમ્બ

3. ડ્રાયર/હીટ મશીન

➤ જાડા ટિથનાં કોમ્બથી ઇઝીલી હેર ટેંગલ ફ્રી થઇ જાય છે.

➤ હેરને ટેંગલ ફ્રી કર્યા બાદ હેર 60 થી 70 % ડ્રાય થઇ જાય ત્યારબાદ તેને બ્લોડ્રાય કરાય છે.

➤ બ્લો ડ્રાય માટે રાઉન્ડ કોમ્બનો યુઝ કરવામાં આવે છે. જે બે પ્રકારના માર્કેટમાં મળી રહે છે.

1. પ્લાસ્ટિકનો રાઉન્ડ કોમ્બ

2. લાકડાનો રાઉન્ડ કોમ્બ્બ

➢ આ કોમ્બ્બની અંદર તમારે જે ડિરેક્શનમાં હેર સેટ કરવા હોય તે ડિરેક્શનમાં હેર કોમ્બ્બમાં ફસાવી મશીનથી હિટ આપતા-આપતા ધીમે-ધીમે નીચે તરફ સરકાવવામાં આવે છે.

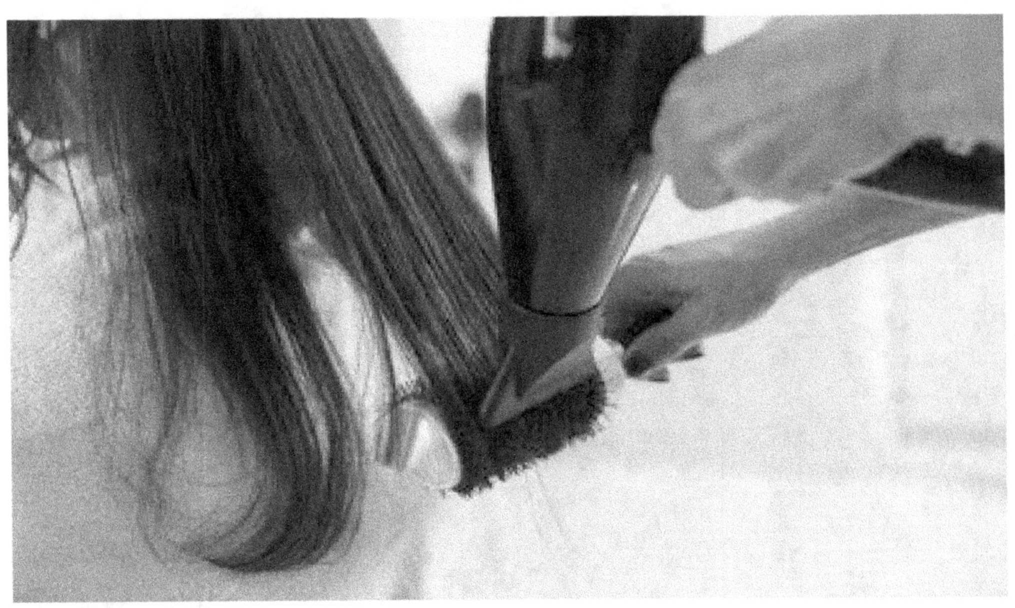

➢ ઉપર બતાવ્યા મુજબ હેરને એક હાથે કોમ્બ્બમા લપેટી બીજા હાથે ડ્રાયર આપવાનું રહે છે.

➢ બ્લો ડ્રાયથી હેરની ફ્રીઝ (ગૂંચ) દૂર થાય છે.

➢ હેર લોંગ ટાઈમ સુધી ફ્રીઝી (ગૂંચવાળા) થતાં નથી.

➢ હેર એકદમ શાઈન કરે છે. (ચમકે છે)

➢ હેરમાં કરેલી હેરસ્ટાઈલ પણ લોંગ ટાઈમ સુધી ટકી રહે છે.

➤ પહેલાના સમયમાં માત્ર હેરકટ બાદ જ બ્લોડ્રાય કરાતું જ્યારે આજે નોર્મલી આઉટિંગ, બર્થ-ડે પાર્ટી, બેચરલ પાર્ટી, ફસ્ટ ડેટ, વેલેન્ટાઇન ડે, કે અન્ય કોઈપણ, નાના-નાના ઓકેશન વાઇઝ કોલેજ ફર્સ્ટ ડે, વેલકમ પાર્ટી, ફેરવેલ પાર્ટી વગેરે...... વગેરે પર પણ માનુની ગુડ લુકીંગ લાગવા વિધાઉટ હેરકટ ઓન્લી બ્લો ડ્રાય, ક્રિમ્પિંગનો આગ્રહ રાખતી હોય છે.

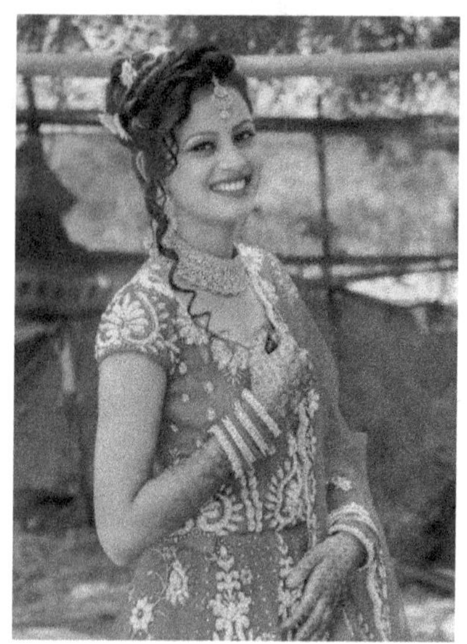 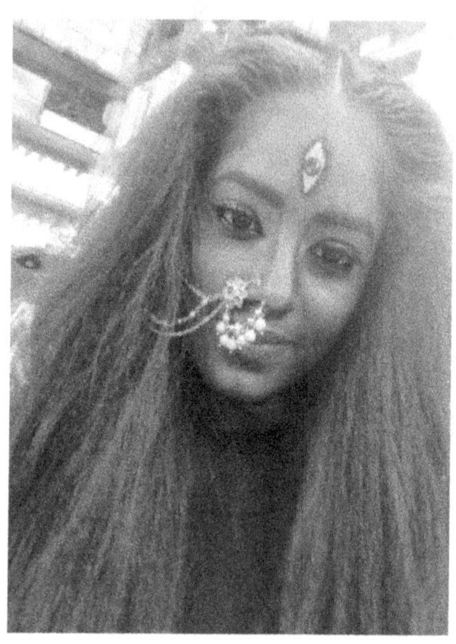 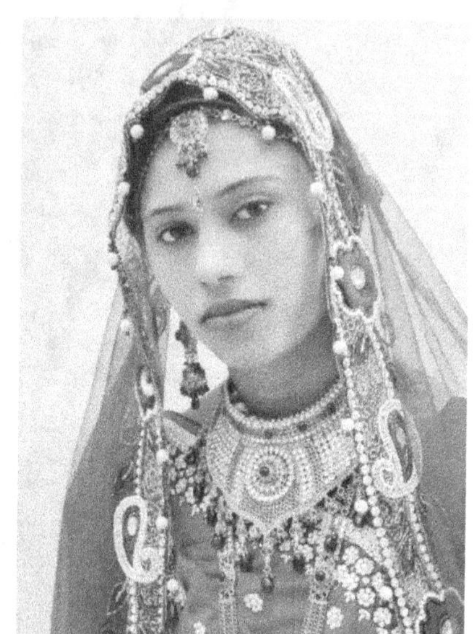

# Day: 16
# ક્રિમ્પિંગ (CRIMPING)

બ્લો ડ્રાયની જેમ જ ક્રિમ્પિંગ પણ આજકાલ ખૂબ જ ટ્રેન્ડમાં છે. નાના -નાના ફંક્શન, ઇવનિંગ પાર્ટી વગેરેમાં ક્રિમ્પિંગનો ક્રેઝ ખૂબ જ જોવા મળે છે. અને તે એક સારો લુક પણ આપે છે.

થોડા સામે પહેલા ક્રિમ્પિંગ ગ્લેમર વર્લ્ડ પૂરતું જ સીમિત હતું ત્યારપછી ધીમે-ધીમે બ્રાઇડલમાં હેર ક્રિમ્પિંગ ચાલ્યું. તેનાથી હેર બાઉન્સી લુક આપે છે. (ઉપસેલા), હેરસ્ટાઇલ લોંગ ટાઇમ ચાલે છે. હેર એસેસરીઝનું ફિનિશિંગ પણ વધુ સારું આવે છે.

પરંતુ બે ત્રણ વર્ષમાં કોલેજીયનમાં ક્રિમ્પિંગનો ક્રેઝ વધુ થવા લાગ્યો છે. ફ્રેશર પાર્ટી, બેચલર પાર્ટી વગેરે માટે ક્રિમ્પિંગ કરાવતી યુવતીઓ જોઇ શકાય છે.

આ રીતનું ક્રિમ્પિંગ મશીન માર્કેટમાં ઇઝીલી મળી રહે છે. જેની અંદર રહેલ લાઇનીંગ, લાઇનીંગથી હેરમાં પણ એ ડિઝાઇન પડવા લાગે છે.

➤ મશીનની અંદર અલગ-અલગ ટેમ્પરેચર આપેલા હોય છે. હેરની કંડીશનના આધારે તમે ટેમ્પરેચર સેટ કરી શકો છો.

➤ ઉદાહરણ તરીકે હેર જાડા અને ગ્રોથમાં હોય તો 240° ડીગ્રી કે તેથી વધુ હેર પાતળા હોય તો 180,120 ડીગ્રી ટેમ્પરેચર સેટ કરી શકો છો.

➤ બીજી તરફ ટાઇમિંગ ના આધારે પણ ટેમ્પરેચર સેટ થઇ શકે છે.

➤ ઉદાહરણ તરીકે ક્લાઇન્ટ પાસે સમય વધુ હોય તો ધીમે-ધીમે નોર્મલ ટેમ્પરેચર પર ક્રિમ્પિંગ થાય, સમય ઓછો હોય તો ફટાફટ હેવી ટેમ્પરેચરે કામ આપવું પડે.

➤ ક્રિમ્પિંગ કરતી વખતે સેકશન પાડી નાની-નાની લટને લઇ ક્રિમ્પિંગ કરવાથી બધાજ હેર પરફેકટલી ક્રીમ્પ થઇ જાય છે.

➤ ઘણીવાર યુવતીઓ માત્ર ઉપરના હેરમાં જ ક્રિમ્પિંગ કરાવે છે. તો ઘણીવાર માત્ર લેન્થમાં કે સેન્ટરમાં ક્રિમ્પિંગ કરાવતી હોય છે.

➤ પરંતુ ધ્યાન રાખો કે ક્રિમ્પિંગ ગમે ત્યાં કરો પરંતુ મશીન ગરમ હોવાથી સ્કીનને, ચીક પર કે ગાલ પર નિશાન ના પાડી દે.

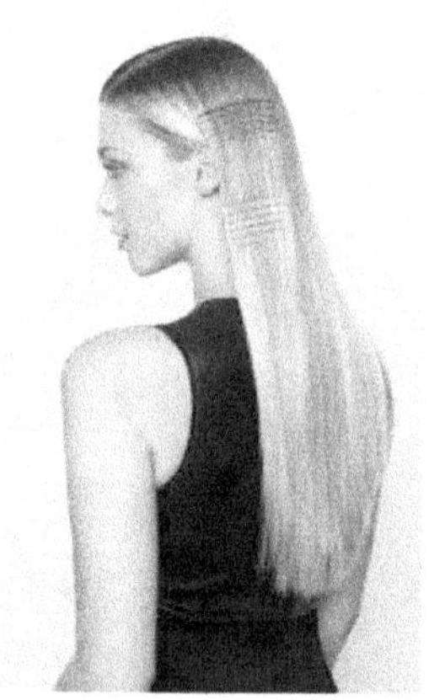
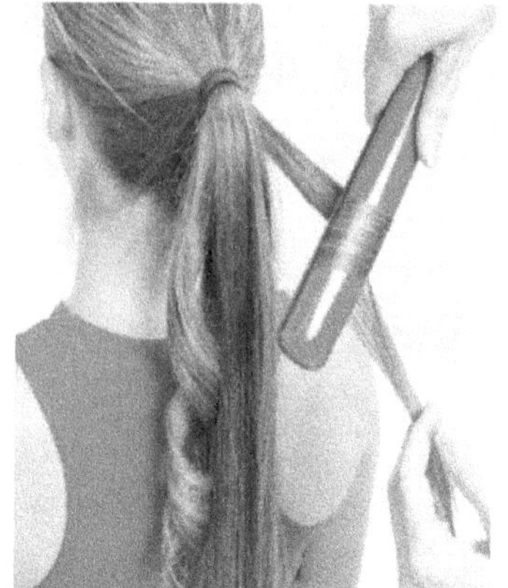
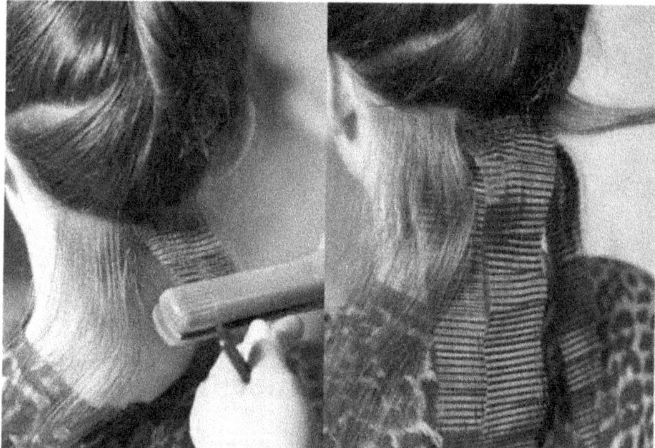

# Day: 17 & 18

# સ્ટ્રેટ & કર્લ્સ (STRET & CARLES)

ડે ફિફ્ટીન, સિક્સટીનમાં જોયું બ્લો ડ્રાય અને ક્રીમપિંગ તે જ પ્રમાણે ડે સેવન્ટીન, એઇટીનમાં આપણે સ્ટ્રેટનીંગ અને કર્લસ જોશું.

સ્ટ્રેટનીંગ અને કર્લ બંને કેમિકલ બેઝ ટ્રીટમેન્ટો છે. જેના માટે બહોળો અનુભવ, સ્કીન ટાઇપ, હેર ટાઇપ સમજવા પડે છે. જેનું નોલેજ અહી બેઝિક લેવલ પર ખૂબ અઘરું સાબિત થાય અને પરફેક્શન વગર કેમિકલ યુઝ નુકશાનકારક રહે છે. આથી ટેમ્પરરી કરવામાં આવતું સ્ટ્રેટનિંગ અને કર્લ્સ સમજીએ.

ટેમ્પરરી લેવલ પર કરાતું સ્ટ્રેટનિંગ, કર્લ્સ લોકો ફંક્શનવાઇઝ અને સ્પેશ્યલ ડે પર કરાવે છે. જે લોંગ લાસ્ટીંગ રહેતું નથી પરંતુ બે થી ત્રણ દિવસ જ્યાં સુધી હેરવોશ કરો નહી ત્યાં સુધી સ્ટ્રેટ હેર કે હેરના કર્લ્સ એવા જ રહે છે. વોશ કર્યા બાદ ફરીથી તે નોર્મલ લુકમાં આવી જાય છે.

સૌ પ્રથમ હેર વોશ કરી, પૂરી રીતે ટેંગલ ફ્રી કરી લો.

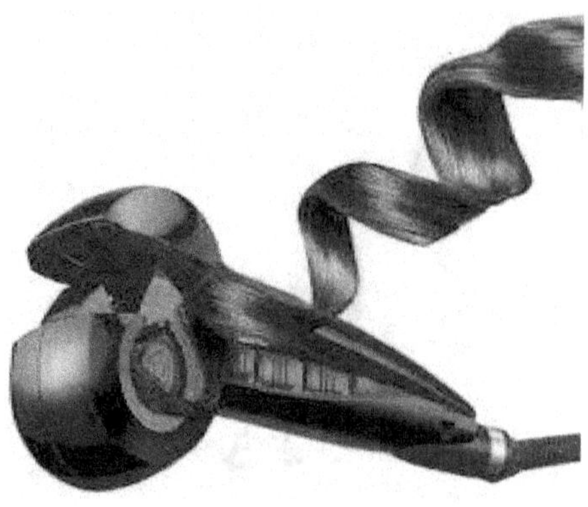

60 થી 70 ટકા જેવા હેર ભીના રહે ત્યારે તેમાં સીરમ અપ્લાય કરી અથવા તો સ્ટેપ બાય સ્ટેપ બે સેકશન બનાવી સીરમ લગાવી સ્ટ્રેટ કે કર્લ્સ બનાવો.

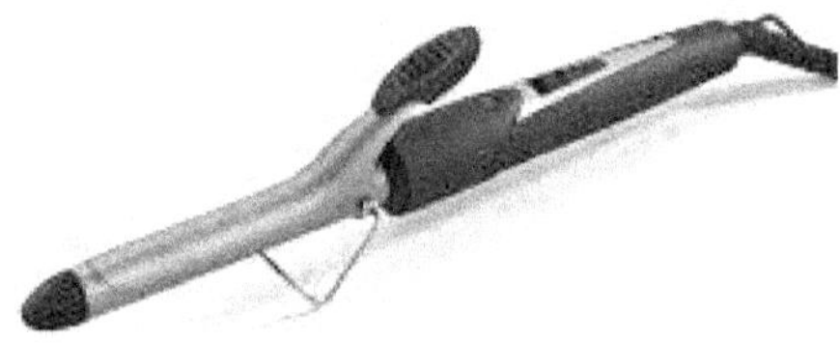

ઉપર બતાવેલ બંને મશીનરી અલગ અલગ પણ આવે છે અને એક મશીનમાં બંને કમબાઇન પણ આવે છે હોમયુઝ માટે સિંગલ મશીનમાં બંને મશીન કમબાઇન ચાલશે પરંતુ પાર્લર, સેલૂનના યુઝ માટે અલગ-અલગ મશીનો વધારે બેસ્ટ રહેશે.

હેર ગ્રોથ પ્રમાણે તેમાં ટેમ્પરેચર સેટ કરી લો.

હેરને ફ્રન્ટ ટુ બેક અને ઈયર ટુ ઈયર ચાર પાર્ટમાં ડિવાઇડ કરી લો.

ત્રણ પાર્ટને ક્લીપ કરી લો.

વન પાર્ટ જે ઓપન હોય તેની પાતળી પાતળી લટ લઇ સ્ટ્રેટ અથવા કર્લ્સ કરતાં જાવ.

ધ્યાન રાખો કે ધીમે-ધીમે મશીન હેર પર સરકતું રહે એક જ જગ્યાએ વધારે સમય  રહે તો....હેર બળી જાય છે. હેર પર બે થી ત્રણ વાર મશીનરી ફેરવી શકો પરંતુ એક જ જગ્યાએ ન રાખવું.

તેમજ સ્કીનને, ગરદન પર, ગાલ પર ગરમ મશીન દઝાવી ન દે તેની કાળજી પણ રાખવી.

સ્ટેપ બાય સ્ટેપ ચારેય સેક્શનમાં સ્ટ્રેટનિંગ, કર્લ્સ કરી લો.

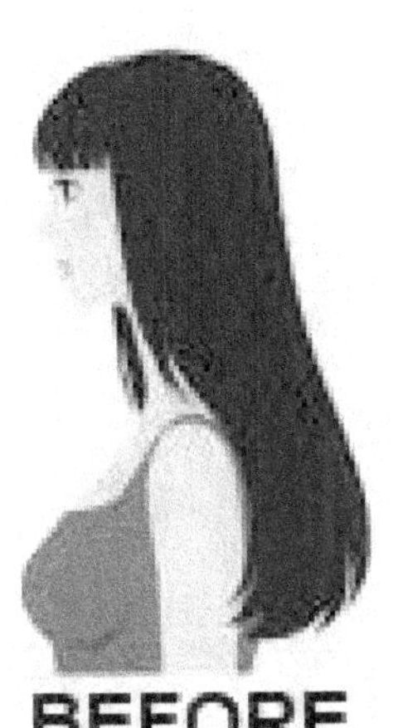
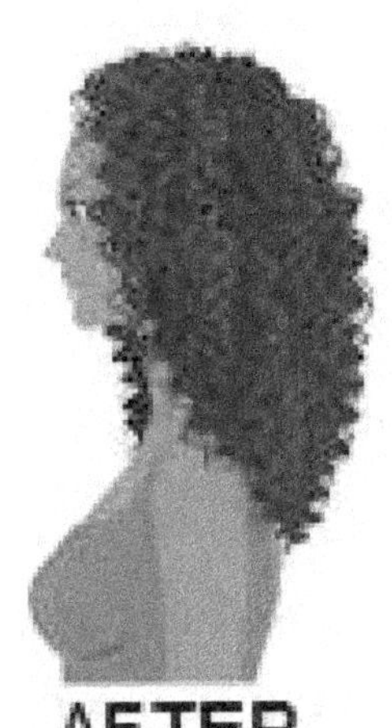


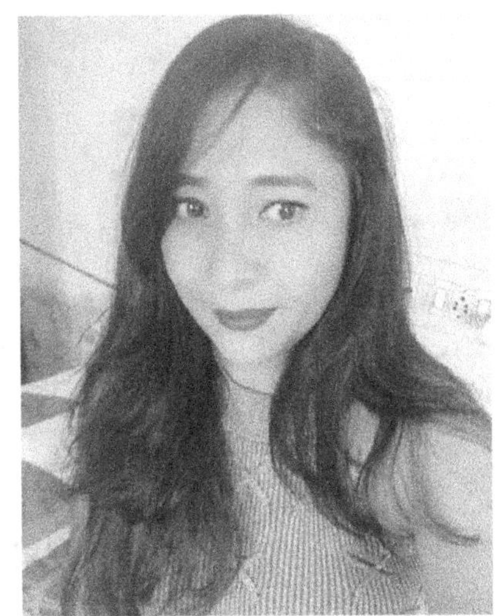

# Day: 19

# ઓઇલ મસાજ ટ્રીટમેન્ટ
# (OIL MASSAGE TREATMENT)

આજની દોડધામ ભરેલી દુનિયા, સ્ટ્રેસ ફૂલ વર્ક આઉટ આ બધામાં શાંતિ મેળવવા હેર મસાજ ખૂબ જ યુસફુલ સાબિત થાય છે. અને આજની બીજી લાઇફમાં ઘરની દાદી-નાનીનું ઓઇલ મસાજનું વર્ક હવે મોટા-મોટા સેલૂનોમાં થવા લાગ્યું છે. અને જેટલી મિનિટો, કલાકોનું મસાજ તેવા તેના ચાર્જીસ પણ હોય છે.

આગળ આપણે જોયું સ્કેલ્પ, સેકશન તે પ્રમાણે હેરને બે પાર્ટ (ફ્રન્ટ ટુ ઇયર)માં વહેંચી લો અને પહેલા લેફ્ટ પછી રાઇટ અને ત્યારપછી બધા હેર પાછળની સાઇડ ભેગા કરી સ્કેલ્પ વાઇઝ ઓઇલ મસાજ આપો.

ધ્યાનમાં રાખો કે જેવી રીતે ફેશિયલ રીલેક્સેસન માટે હોય છે તેવી જ રીતે ઓઇલ મસાજ પણ ફૂલ રીલેક્સ માટે જ કરવામાં આવે છે. હેર ઓઇલ મસાજથી હેર, હેડની સાથે મનને પણ શાંતિ અને પ્રફુલ્લિતતા મળે છે, સાથે ફ્રેશનેસ ફિલ કરે છે, સ્ટ્રેસ દૂર થાય છે.

તેમજ ઓઇલ મસાજ હેરની સાથે તમે, હેડ મસાજ, નેક મસાજ, બેક મસાજ પણ આપી શકો છો. તેમજ જો તમે મસાજની સાથે ક્લાઇન્ટના પ્રેશર પોઇન્ટને પણ દબાવતા રહેશો તો ખૂબ જ સારી રીતે અને ઝડપથી ક્લાઇન્ટને રીલેક્સ ફીલ કરાવી શકાશે.

# *હેર મસાજ સ્ટેપ્સ*

સૌ પ્રથમ ક્લાઇન્ટના હેરને બે પાર્ટમાં ડિવાઇડ કરી લો.

એક પાર્ટ ક્લિપ કરી લો.

બીજા પાર્ટમાં સ્કેલ્પ વાઇસ ઓઇલ સાથે મસાજ આપો.

સેમ એજ રીતે ક્લિપ કરેલ પાર્ટ ઓપન કરી એ સાઇડ પણ સ્કેલ્પ વાઇસ ઓઇલ કરી લો.

હવે ધીમે-ધીમે હળવા હાથે પ્રેશર પોઇન્ટ પર પ્રેશર આપતા-આપતા હેડથી નેકના ડિરેક્શનમાં મસાજ આપો.

મસાજ કરવા હથેળીના બદલે આંગળીના ટેરવાનો ઉપયોગ કરવો.

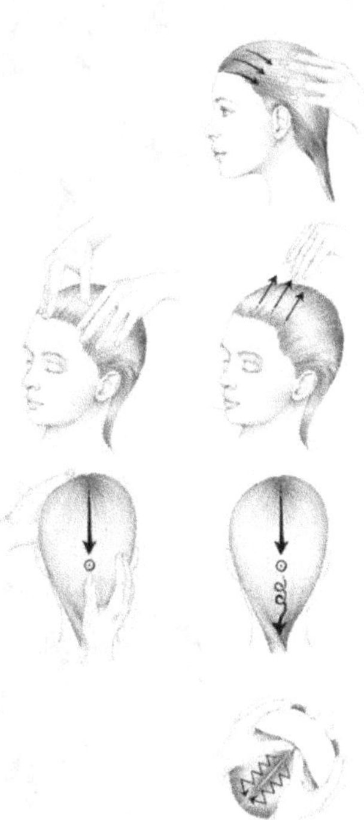

રાઉન્ડ રાઉન્ડ, સર્કલ મોશનમાં હેર, હેડ મસાજ નેક સુધી ઉતારી લો. અને બેક મસાજ પણ આપી શકાય.

લાસ્ટમાં બધા જ હેર ભેગા કરી તેના છેડા (લેન્થ)માં ઓઇલ કરી ક્લિપ કરી લો.

ત્યાર પછી સ્ટીમ આપી લો.

લાસ્ટમાં હેરને સારા શેમ્પૂ, કંડીશનરથી વોશ કરી લો.

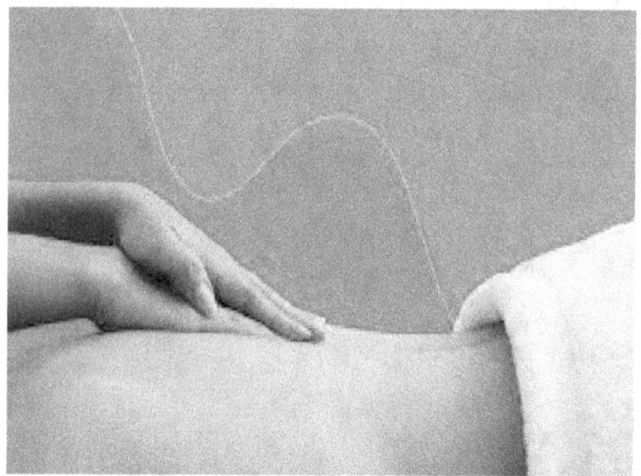
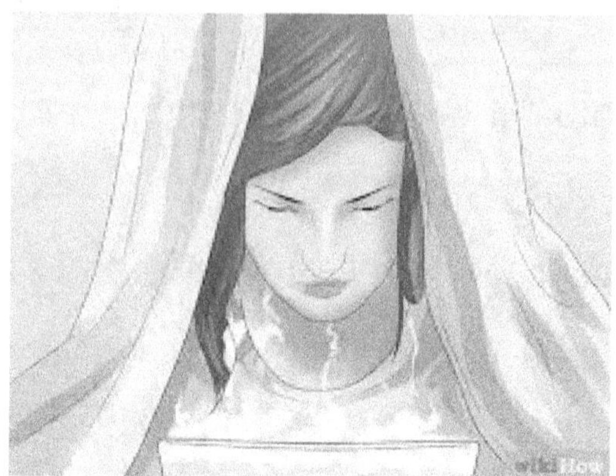
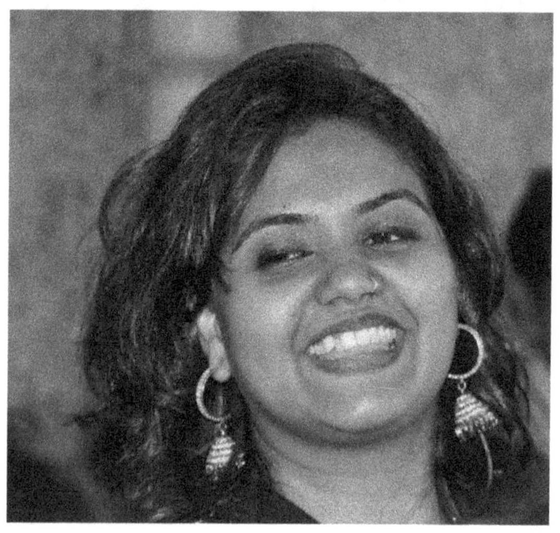
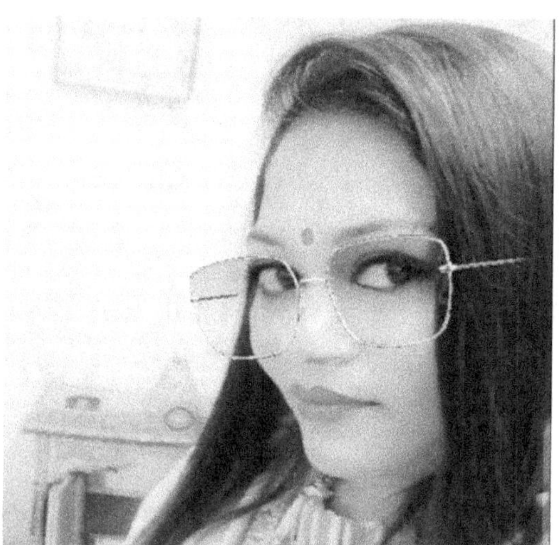

# Day: 20

# મેક અપ વર્લ્ડ
# (MAKE UP WORLD)

લીટલ બેબી ગર્લથી માંડીને ઓલ્ડ લેડી જેવા કે દાદી-નાની બધા જ આજ કાલ મેક અપ કરવાના શોખ રાખતા હોય છે.

પરંતુ કઇ વસ્તુ શેના માટે વપરાય છે......?

શેના પછી શું લગાવવું......?

વગેરે......વગેરે બાબતોની જાણકારી તેમની પાસે પૂરેપૂરી ના હોવાથી મેકઅપ પોપડી પોપડી કે ધબ્બા - ધબ્બા લાગે છે.

આપણે જાતે ગમે ત્યારે રેડી થઇએ, કે ક્લાઇન્ટને રેડી કરવા નીચે મુજબનો વે ફોલો કરી શકાય.

ક્લીન્ઝીંગ: કોઇપણ ફેસ ટ્રીટમેન્ટ હોય, મેકઅપ, સ્ક્રબ, ક્લીનઅપ હંમેશા ક્લીન્ઝીંગથી જ સ્ટાર્ટ કરવો.

સૌ પ્રથમ ક્લીન્ઝીંગ વડે ફેસને સારી રીતે ક્લીન કરવો. ક્લીનઝર ક્રીમ બેઝ, જેલ બેઝ, કે સિલીકોન બેઝ માર્કેટમાં સરળતાથી મળી રહે છે.

**ટોનર**: ત્યાર પછી ટોનર અપ્લાય કરો. ટોનર સ્પ્રે ફોર્મમાં હોય છે. જેને ફેસ પર સ્પ્રે કર્યા બાદ સુકાવા દેવામાં આવે છે.

ટોનર માર્કેટમાં રેડીમેડ પણ મળી રહેશે.

તમે ઠંડા રોઝ વૉટરને પણ એઝ ટોનર સ્પ્રે કરી શકો છો.

તે સિવાય પણ કોકોનેટ ઓઇલ, રોઝ વોટર, એલોવેરા જેલ ત્રણેય સરખી માત્રામાં મિક્સ કરી એઝ ટોનર યુઝ કરી શકો છો.

# *ટોનર શા માટે......?*

ટોનર અપ્લાય કરવાથી આપણા રોમ છીદ્રો બંધ થઇ જાય છે. જેથી પરસેવો કે પાણી બહાર નીકળતા અટકે છે. અને મેકઅપ લાંબો સમય ચાલે છે.

આ સિવાય પોર્સ બંધ હશે તો મેકઅપના હાર્મફૂલ કેમિકલ પણ સ્કીનની અંદર નહી જઇ શકે.

## મોશ્ચ્યુરાઇઝર:

કોઇપણ સ્કીન ટાઇપ હોય, કોઇપણ ઋતુ હોય બધે જ મોશ્ચ્યુરાઇઝર બેસ્ટ સાબિત થાય છે. મેકઅપને લોંગ ટાઇમ ટકાવી રાખવા.

## પ્રાઇમર:

મેકઅપને કાળી પડતો અટકાવવા તેમજ લાંબો સમય ટકાવવા પ્રાઇમર યુઝ થાય છે.

તેમજ ફાઉન્ડેશનને બ્લેન્ડ કરવામાં પણ પ્રાઇમર હેલપરૂપ છે. કારણકે પ્રાઇમરના કારણે ફાઉન્ડેશન પોપડી કે ધાબાવાળું લાગતું નથી. અને ફ્લોલેસ સ્કીન ટાઇપ લુક આપે છે.

## કન્સીલર:

કન્સીલરમાં ઘણાં બધા શેડ આવે છે. પરંતુ વધારે પડતાં યેલો ઓરેન્જ, ગ્રીન, પીય, યુઝ થાય છે.

કન્સીલરમાં ઘણાં બધા કલર હોવા છતાં ઓરેન્જ ડાર્ક સ્પોટ, બ્લેક સ્પોટ, ડાર્ક સર્કલ, ઝાઇયાં વગેરે દૂર કરવા વપરાય છે.

તો ગ્રીન કન્સીલર પીગ્મીટેશન, રેડનેસ, પીંપલ રેડ ઝાંઇ છુપાવવા વપરાય છે.

એમ કહી શકાય કે કન્સીલર કલર કરેક્શન કરવા વપરાય છે.

અંડર આઈ એરિયા, તેમજ ફેસ પર જ્યાં જ્યાં ખીલના નિશાન, કે અન્ય ડાઘ હોય ત્યાં ત્યાં કન્સીલર લગાવી તે નિશાન હાઇડ કરી દેવા.

## ફાઉન્ડેશન:

નોર્મલી મેકઅપમાં બધાને ફાઉન્ડેશન જ ઘસતા આવડતું હોય છે. પરંતુ ફાઉન્ડેશન થોડું થોડું લઇ જરૂર પડે ત્યાં જ ટેપ-ટેપ કરી બ્લેન્ડની મદદથી ફેલાવવાનું રહે છે. (બ્લેન્ડર ભીનું વાપરવું) ભલે બે થી ત્રણ વાર લગાવવું પડે અને જેટલું સારું તેને બ્લેન્ડ કરશો તેટલો સારો અને ચોખ્ખો, ધાબા વગરનો મેકઅપ રહેશે.

## આઇશેડો:

આઇશેડો લગાવતા પહેલા અંડર આઈ અને અપર આઈ (પોપચાં) પર કન્સીલર લગાવી સારી રીતે બ્લેન્ડ કરી લેવું ત્યાર પછી આઈ મેકઅપ કરવાથી આઇશેડો ઊભરી આવશે અને આંખો એટ્રેકટેડ લાગશે.

(હંમેશા આઈ મેકઅપ કરવા આંખના બંને ખૂણે ટેપ લગાવી લેવી જેથી કદાય મેકઅપ બહાર આવે તો ફેસ ખરાબ ન થાય.)

આઇબ્રો સેટ કરવી.

લાઇનર અપ્લાય કરો.

માસ્કરા અપ્લાય કરો.

ગાલ પર કોમ્પેકટ અથવા ટ્રાન્સલુશન્ટ પાવડર લગાવો.

જો લાઇન, ચીક બોન, ચીન પર હાઇલાઇટર, બ્રોનઝર લગાવી શકો છો.

પિંક, ઓરેન્જ, બ્રાઉન બ્લશાર લગાવી મેકઅપને વધુ હેવી લુક આપી શકો છો.

(બ્લશાર લગાવવા સ્માઇલ કરવી અને આંખની નીચે, ગાલની ઉપરનો જે ભાગ ઉપાસેલો રહે ત્યાં બ્લશાર લગાવવું.)

લાસ્ટમાં તમારા મેકઅપને ડ્રેસઅપને મેચીંગ થતી લિપસ્ટિક અપ્લાય કરી લો.

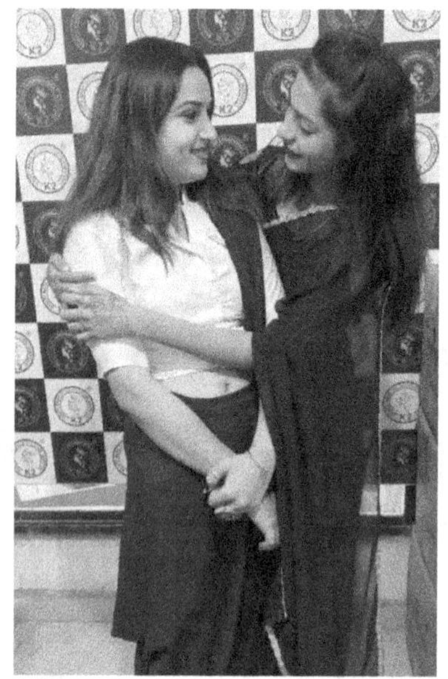 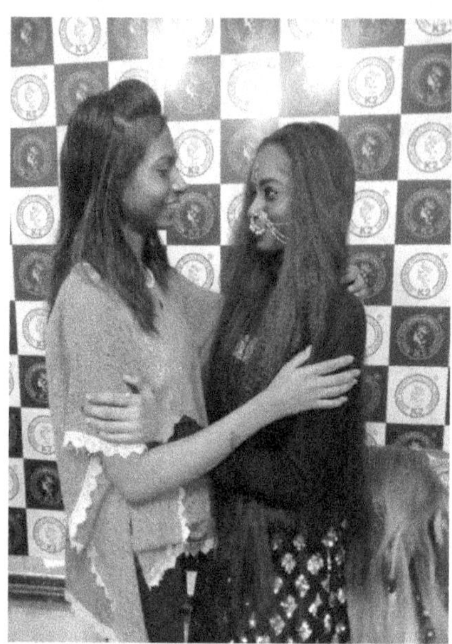

## * ટિપ્સ *

**" Blending is the Master key of Smoky Look."**

જેટલું પરફેક્ટ બલેન્ડીંગ તેટલો પરફેક્ટ મેકઅપ.

# સ્કીન પ્રેપ  (SKIN PREAP)

જેવી રીતે ફરવા જતાં પહેલા, કે સગાઇ, મેરેજમાં કે ગરબા રમવા જતાં પહેલા તૈયાર થવું, એકદમ પરફેક્ટ રેડી થવું જરૂરી છે તેવી જ રીતે બહાર જવા માટે રેડી થવા મેકઅપ કરવા સ્કીનને મેકઅપ માટે રેડી કરવી એટલે સ્કીન પ્રેપ.

ટૂંકમાં સ્કીનને મેકઅપ માટે તૈયાર કરવી એટલે સ્કીન પ્રેપીંગ.

મેકઅપ એ ખરેખર ખૂબ સમય માંગી લે તેવી પ્રોસેસ છે માત્ર ફાઉન્ડેશન અને પાવડરના થપેડાથી મેકઅપ થઇ જતો નથી.

સ્કીન પ્રેપ ત્વચાને ચોખ્ખી કરવાની એક પ્રક્રિયા છે.

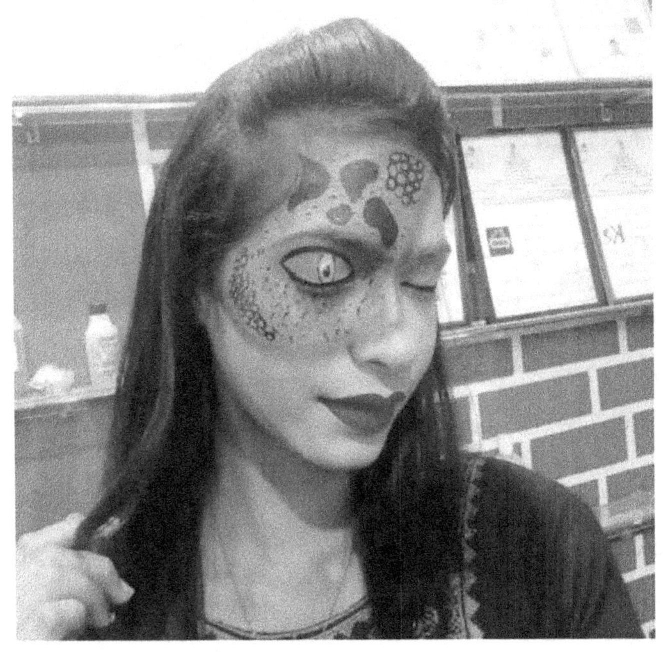

કોઇપણ પ્રકારનો મેકઅપ કરતાં પહેલા જો આપણે ક્લીન્ઝીંગ, સ્ક્બીંગ, પેક, ક્લીનઅપ કે ફેશિયલ જેવી કોઇ ટ્રીટમેન્ટ સ્કીનને આપી ના હોય ત્યારે સ્કીન પર ડેડ સ્કીન જામી ગયેલી હોય છે, પોર્સ (રોમ છીદ્રો)ની અંદર પણ મેલ ભરાઇ ગયો હોય છે. અને આપણે તેને રીમૂવ કર્યા વગર જ ડાયરેક્ટ મેકઅપ કરવા બેસી જતાં હોઇએ છે.

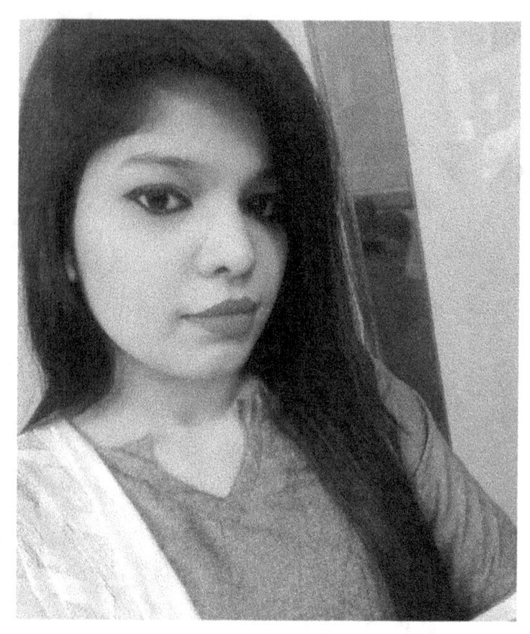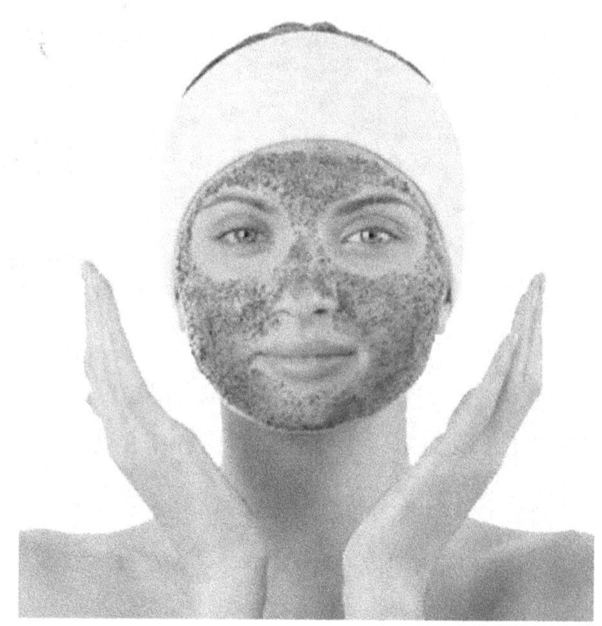

પરિણામે મેકઅપ સોફ્ટ એન્ડ ફ્લોલેસ લુક આપતો નથી, પપડી-પપડી કે ધાબા-ધાબા જેવો લાગે છે.

આથી જ્યારે પણ કોઇ ઇવેન્ટ કે ફંકશન માટે મેકઅપ કરવાનો હોય ત્યારે બે થી ત્રણ દિવસ પહેલા સ્કીનને પ્રેપ કરવી જોઇએ. આ વસ્તુ તમે સેલ્ફ માટે પણ યુઝમાં લઇ શકો છો. તેમજ રીલેટિવ કે ક્લાઇન્ટને પણ સજેશ કરી શકો છો.

સ્કીન પ્રેપ કરવા પાછળનું એક કારણ એ પણ છે કે આપણા પોર્સ (રોમ છીદ્રો) સાફ થઇ જાય છે. રોમ છીદ્રો સાફ હોય તો કોઇપણ પ્રકારનું ક્રીમ, ફાઉન્ડેશન સ્કીનની અંદર રોમ છીદ્રો વાટે ઊતરી જતું નથી. માત્ર સ્કીનની ઉપર જ તેના લેયર રહે છે. પરિણામે વધારે પડતાં મેકઅપ યુઝથી થતાં હાર્મ (નુકસાન) થી આપણી સ્કીન બચી શકે છે.

આ ઉપરાંત આપણી સ્કીન પર કોઇપણ પ્રકારની ટેનિંગ (કાળાશ) હોય કે જે સનબર્નથી, આઉટિંગથી આવી ગયેલી હોય તે પણ સ્કીન પ્રેપથી દૂર થાય છે.

ડેડ સ્કીન સાફ થાય છે. અને નવો રક્ત સંચાર થાય છે. પરિણામે સ્કીન પર ગ્લો આવે છે.

સ્કીન પ્રેપનું પુરૂ નામ જ સ્કીન પ્રિપેરીંગ છે. અર્થાત ત્વચાને તૈયાર કરવી, રેડી કરવી, પ્રીપેર કરવી.

પ્રિ + પેર = પ્રિપેર

જેમાં પ્રિ એટલે અગાઉથી, પહેલાથી પેર એટલે રેડી, તૈયાર

આ જ પ્રમાણે જો કોઈપણ ક્લાઈન્ટ બે કે ત્રણ દિવસ પહેલા સ્કીન પ્રેપ કરી લીધી હોય તો ઓન ધ ડે કે જ્યારે તે ફાઇનલ કોઈ ઇવેન્ટ કે ફંક્શન માટે રેડી થવાનું હોય ત્યારે ક્લીન્ઝીંગ મિલ્કથી તેના ફેસને ક્લીન કરવાની જરૂર રહેતી નથી, માત્ર ભીના વાઈપ્સ આવે છે તેનાથી ક્લીન કરી દો. તો પણ ચાલે જ.

સેકન્ડ સ્ટેપ પર ટોનર અપ્લાય કરો.

(ટોનર ઈઝ બેસ્ટ ફોર ઓલ સ્કીન)

તેમજ ઓન્લી રોઝ વૉટરનો સ્પ્રે ફેસ પર કરીને તમે હોમમેડ ટોનર યુઝ કરી શકો છો. જેનાથી તમારા ઓપન પોર્સ ક્લોઝ થઇ જાશે અને અપ્લાય કરાયેલી કોઈપણ કોસ્મેટિક સ્કીનની અંદર ઉતરશે નહી કે સ્કીનને તેના કેમિકલ્સથી હાર્મ પહોંચશે નહી.

ત્યાર પછી રેગ્યુલર બેઝ મોશ્ચ્યુરાઇઝર, પ્રાઇમર, કન્સીલર, ફાઉન્ડેશનનો યુઝ કરી શકો છો.

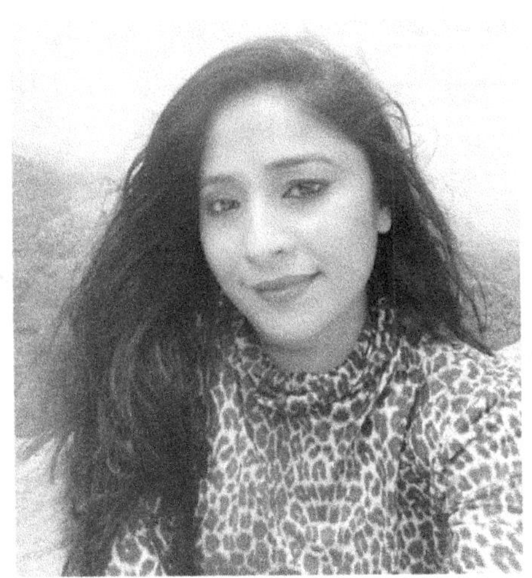 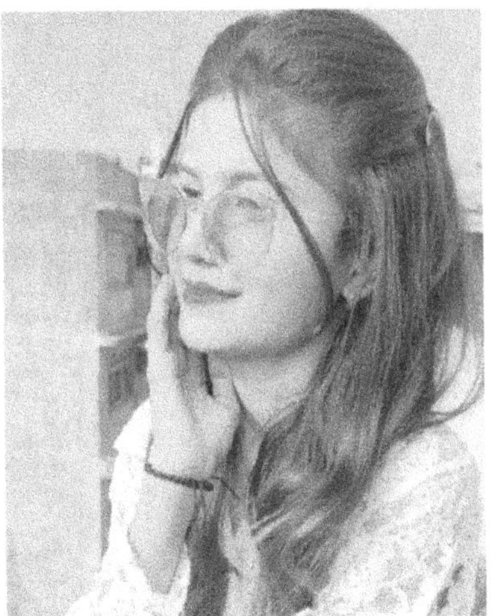 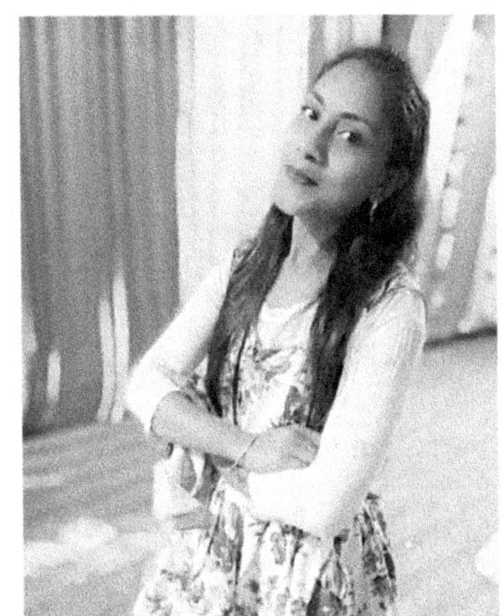

# Day: 22
# સ્કીન ટાઈપ (SKIN TYPE)

જ્યારે એક્સપર્ટ મેકઅપ કરતાં હોય છે ત્યારે પરફેક ફ્લોલેસ લુક આવે છે અને આપણે જાતે કરીએ ત્યારે ધાબા-ધાબા કેમ......? તેનું કારણ છે પ્રેક્ટિસ, એક્સપિરિયન્સ, નોલેજ.

એક્સપર્ટ પ્રેક્ટિસ કરી-કરીને અનુભવ લીધો હોવાથી તેમને જે તે વિષયનું પુરૂ જ્ઞાન હોય છે. તેથી ગમે તે સ્કીન પર ગમે તેવો મેકઅપ ચોપડતા નથી. આગળના પોઈન્ટમાં આપણે પૂરે પૂરી મેકઅપની માહિતી લઇ લીધી અને હવે અહીં સ્કીનના પ્રકાર જાણી લઇએ.

સ્કીન હંમેશા પાંચ પ્રકારની હોય છે.

4. Oily (ઓઇલી)

5. Dray (ડ્રાય)

6. Cambain (કમ્બાઇન)

7. Normal (નોર્મલ)

8. Sensitive (સેન્સિટિવ)

જ્યારે આપણે ક્લાઇન્ટનો મેકઅપ કરીએ ત્યારે તેમને પૂછી લઇએ કે તમારી સ્કીન ટાઇપ શું છે.......? એ સિમ્પલ મેથડ છે.

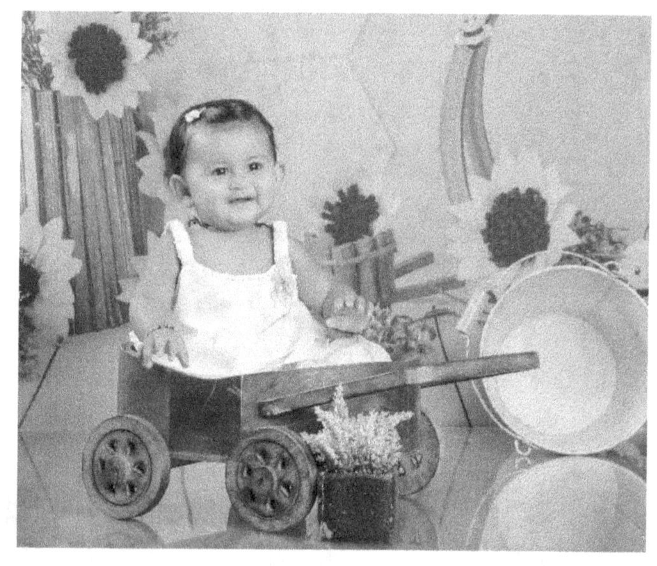

એ સિવાય જો સ્કીન ટાઈપ ચકાસીએ તો સવારે વહેલા ઊઠી ફેસવોશ કર્યા વગર જ સિમ્પલ કોટનનો રૂમાલ કે ટિશ્યૂ પેપર (ભીના વાઇપ નહી) પેપર ટિશ્યૂ લઈ ફેસ પર ફેરવી લો. અથવા લૂછી લો. (પેપર ટેસ્ટીંગ)

## રિઝલ્ટ

➤ જો તેના પર ધબ્બા પડી જાય મિન્સ ઓઇલી સ્કીન.

➤ પેપર કોરું જ રહે તો ડ્રાય સ્કીન.

➤ ક્યાંક ધાબા પડે અને ક્યાંક ન પડે

➤ દા.ત. ગાલ પર ન પડે પરંતુ હોઠ પર, નાક પર, ટિશ્યૂ ફેરવતા ઓઇલના ધબ્બા લાગે તો કમ્બાઈન સ્કીન.

➤ ટિશ્યૂ પર કાંઈ આવે જ નહી તો નોર્મલ સ્કીન.

➤ તેમજ સ્કીન પર કાંઇપણ લગાવતા રેડનેસ, ગ્રીન દાગ કે કાળા નિશાન ઊભરી આવે તો સેન્સીટીવ સ્કીન.

ઉપરની રીતથી તમે તમારી સ્કીન કેવી છે તે સરળતાથી જાણી શકશો અને ક્લાઈન્ટને પણ સજેશ કરી શકશો. તે પણ તેની સ્કીન ટાઈપ ચેક કરી લે. અથવા તમે જાતે પણ તેમની સ્કીન પર ટિશ્યૂ પેપર ફેરવીને ચેક કરી શકશો થોડો ઘણો આઇડીયા આવી જ જાય છે. અને પછી તો અનુભવ થતાં એમ જ જાણકારી મળી રહે છે કે ક્યા પ્રકારની સ્કીન ટાઈપ છે?

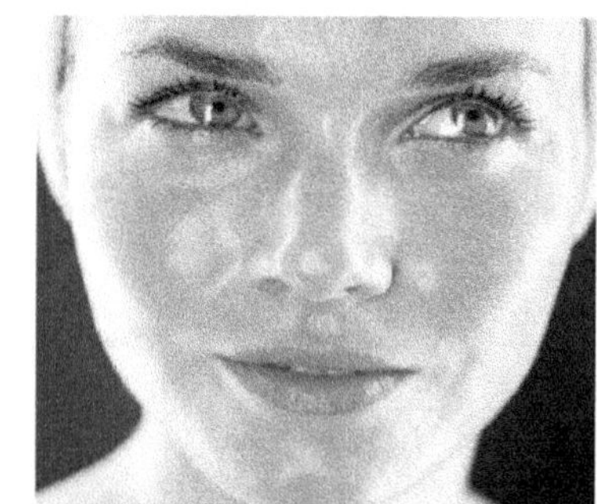

Oily Skin

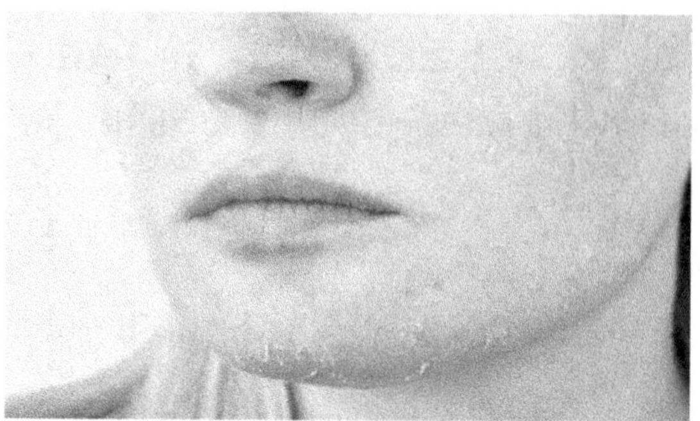

Dry Skin

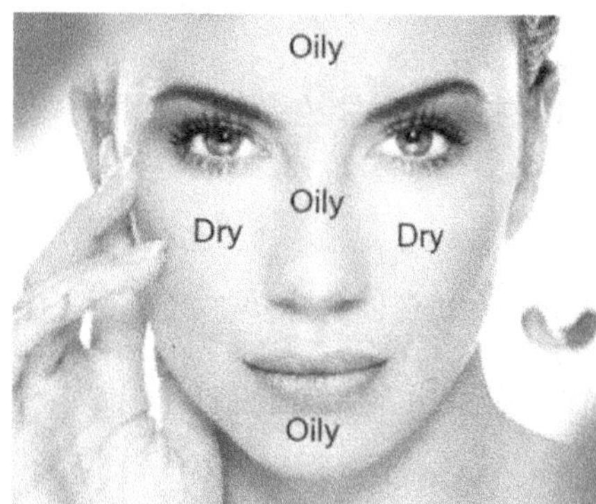


Combine Skin

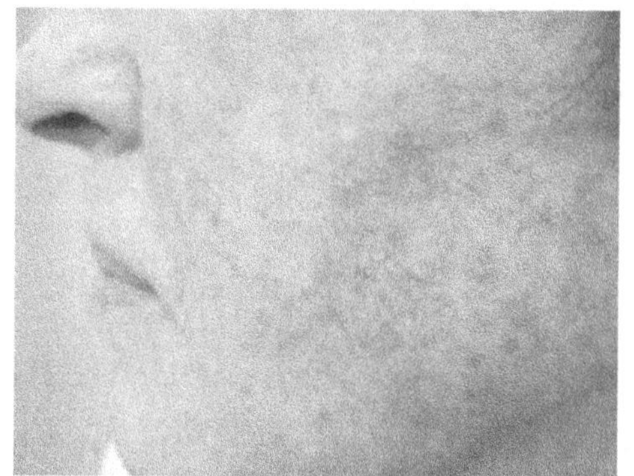

Sensitive Skin

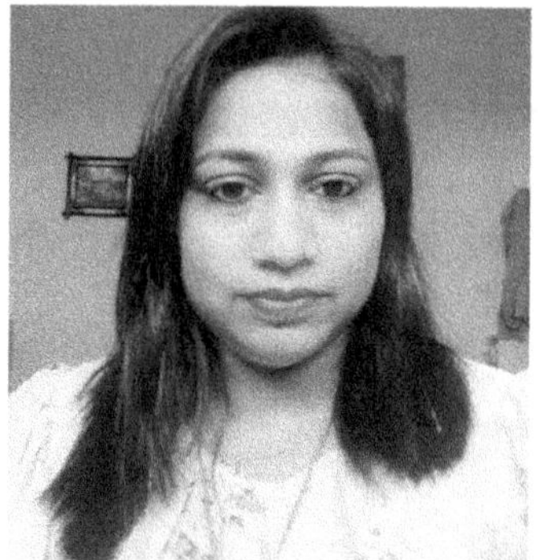

Normal Skin

# Day: 23

## ઇમ્પોર્ટેડ ફોર મેકઅપ (IMPORTED FOR MAKEUP)

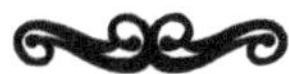

વર્ષોથી પાર્લર લાઇન સાથે કનેકટેડ હોવા છતાં કે મોટા-મોટા તજજ્ઞો આ બાબતથી અજાણ હશે. કારણકે ફિલ્મી દુનિયામાં હીરો -હીરોઇન્સ ઓલવેઝ મેકઅપ કરતી હોય છે તેમ છતાં તેમની સ્કીન નોર્મલ જ કેમ હોય છે......? એવું બોલનાર ઘણાં મળે છે પરંતુ શું કામ ........? એવું સમજાવનાર નહી!

આપણને મેકઅપ કરવો તો ગમે છે. પરંતુ તેની કેર કરતાં નથી આવડતી કે તેને ટચઅપ કરતાં નથી આવડતો કે નથી તેને રીમૂવ કરતાં આવડતું. જેટલો મેકઅપ જરૂરી છે. તેનાથી વધુ તેને સારી રીતે રીમૂવ કરવો છે. કારણ કે જ્યારે આપણે મેકઅપ કાઢતા નથી અથવા ગમે તેમ લૂછી નાખીએ કે ડાયરેકટલી મોં ધોઇ નાખી છીએ ત્યારે અમુક ટકા મેકઅપ, ક્રીમ આપણાં રોમછીદ્રોમાં જતાં રહે છે. ધીમે-ધીમે સ્કીનની અંદર ફસાય જતાં હોય છે. ત્યાંથી આપણી સ્કીન ઓક્સીજન લઇ શકતી નથી. પરિણામે અમુક સમયે તે સ્કીનની ઉપર ઉપસી આવે છે. પીંપલના રૂપે તેનો દાણો જ્યારે આપણે ફોડીએ છીએ ત્યારે નીકળી જાય છે પરંતુ ત્યાં કાણું પડી જાય છે. એવું આપણે ક્લીયરલી જોઇ શકતા હોય છે. આ જ રીઝન છે કે નોર્મલ લોકો મેકઅપ કરવાથી સ્કીન બગડી જાય તેવી અફવા કરતાં હોય છે. જે અમુક ટકા સાચી પણ છે. પરંતુ તેના જવાબદાર પણ આપણે જ હોય છે.

➤ આથી હંમેશા મેકઅપની જરૂરિયાત પૂરી થયા બાદ તેને મેકઅપ રીમૂવરથી સારી રીતે રીમૂવ કરી લેવો જોઇએ. અથવા ભીના ટિશ્યૂ વાઇપ્સ આવે છે. તેનાથી ઘસીને સાફ કરી લેવો જોઇએ.

➤ ત્યાર પછી સારા કંપનીના ફેસવોશથી મોં ઘસીને ધોઇ લેવું જોઇએ. તેમજ મોં ધોતી વખતે પણ અપર લિપ્સ, નાકની બંને સાઇડના એરિઆ સરખા ઘસીને ધોવા જોઇએ.

➤ આમ, જેમ મેકઅપ કરવાથી બ્યૂટીફૂલ બનો છો તેવી જ રીતે મેકઅપ રીમૂવ કરવાની ટેવ પણ તમને બ્યુટીફૂલ બની રહેવા મદદરૂપ થશે.

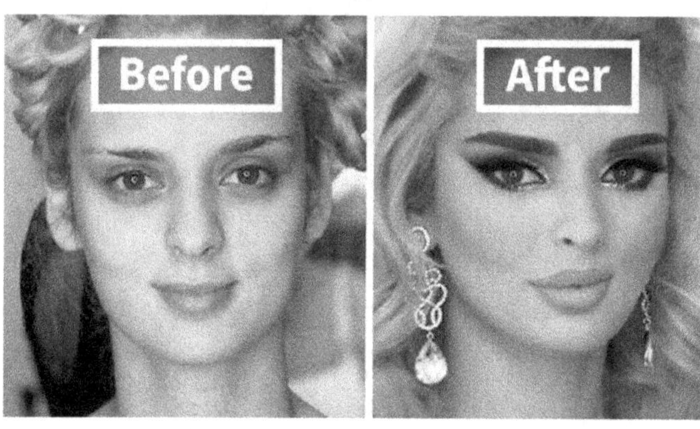


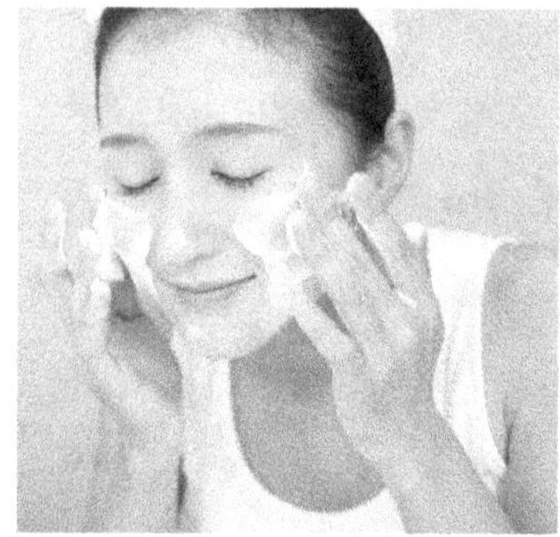

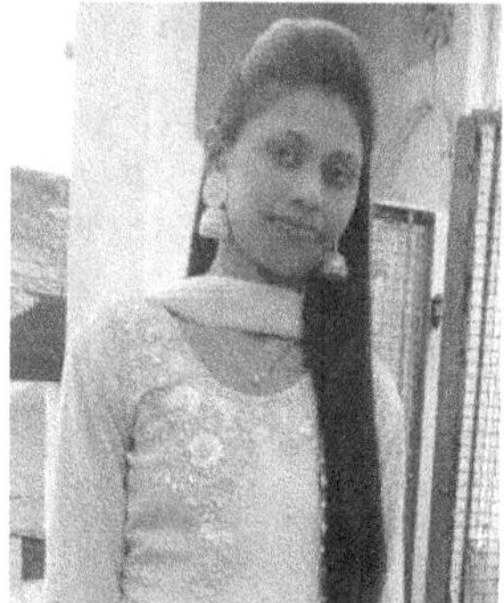

# Day: 24

# સી. ટી. એમ. (C.T.M)

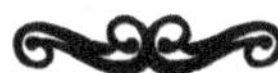

માત્ર મેકઅપ બાદ જ સી.ટી.એમ. કરવું એવું જરૂરી નથી. જ્યારે આપણે બહારથી ઘરે આવીએ, જોબ પરથી, આઉટીંગ પરથી ત્યારે પણ આપણે CTM કરી શકીએ.

CTM સ્કીન ને હેલ્ધી બનાવે છે. ઘરે જાતે જ કરી શકીએ છીએ તેમજ સ્કીનને તાજગી આપે છે.

CTM ને ડેઇલી રૂટીન બનાવવાથી આપણી સ્કીનને પેમ્પર કરે છે, નેચરલ ગ્લો આપે છે.

"For the skin pemparing CTM Regular"

CTM

**Cleansing** -ક્લીન્ઝીંગ

**Toning** - ટોનિંગ

**Moisturizing** -મોશ્ચ્યુરાઇઝીંગ

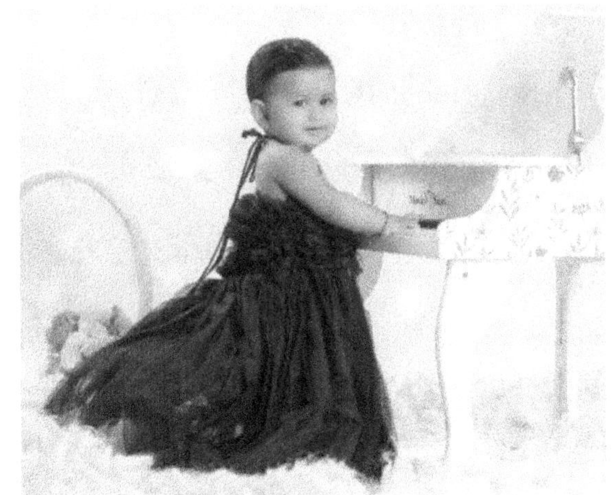

આપણે મેકઅપ કર્યો હોય કે નહી રાત્રે સૂતી વખતે.

## 1) ક્લીન્ઝીંગ:

ક્લીનઝર લોશન, ક્રીમ, મિલ્ક દરેક પ્રોપર્ટીમાં માર્કેટમાં મળી રહે છે.

ક્લીન્ઝીંગ મિલકથી ફેસને સારી રીતે ક્લીન કરી લો.

અથવા ફેસવૉશથી પણ ફેસ ધોઇ શકાય.

સરખી રીતે ધસીને ફોર હેડ, નોઝ્રની બંને સાઇડ ક્લીન કરો અથવા ક્લીન્ઝીંગ મિલ્ક થી ફેસ ક્લીન કરો કે પછી મિલ્ક વોશ પણ યુઝ કરી શકાય છે.

ત્યારબાદ સારા ચોખ્ખા ટૉવેલ, નેપકીનથી લૂછી લો.

## 2) ટોનર

હવે ફેસને ટોનિંગ કરો.

ટોનર અપ્લાય કરો.

ટોનર લિક્વિડ ફોર્મમાં આવે છે.

ફ્રીઝમાં મૂકેલા ઠંડા રોઝ વોટરને પણ તમે એઝ ટોનર યુઝ કરી શકો છો.

તે સિવાય પણ માર્કેટમાં રેડીમેડ ટોનર મળી રહે છે.

ટોનર મોટા ભાગે સ્પ્રે બોટલમાં આવે છે આથી ઇઝીલી ફેસ પર સ્પ્રે કરી શકાય.

ટોનર સ્કીનની અંદર ઓબ્ઝર્વ થઇ જશે, યુસાઇ જશે.

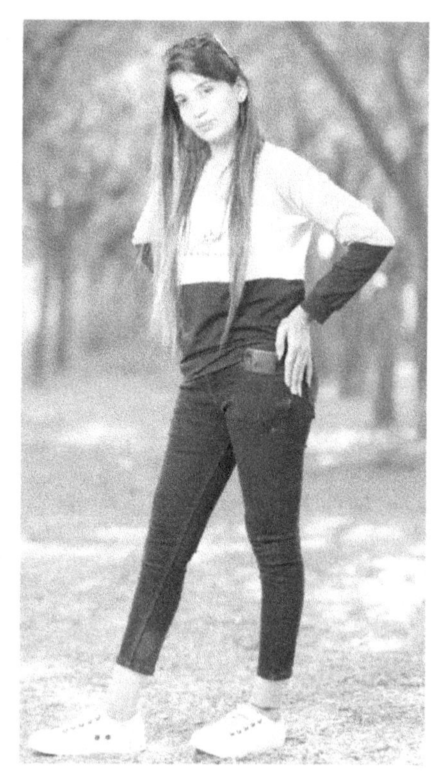

# 3) મોશ્ચ્યુરાઇઝીંગ:

હવે; લાસ્ટમાં ફેસને પૉલિશ કરી દો. મતલબ મોશ્ચ્યુરાઇઝર લગાવી દો.

મોશ્ચ્યુરાઇઝ લગાવી ફેસને હળવા હાથે મસાજ પણ કરી શકાય અને એમ જ લગાવી પણ શકાય.

મોશ્ચ્યુરાઇઝર ક્રીમ, લિક્વીડ તેમજ જેવી ફોર્મમાં આવે છે.

ગમે ત્યારે ગમી તેવો મેકઅપ કર્યો હોય પણ તેને રીમૂવ કર્યા બાદ સી.ટી.એમ. કરવાથી મેકઅપના હાર્મફૂલ કેમિકલ્સથી પણ બચી શકાય છે અને સ્કીન કેર પણ સારી રીતે થાય છે. ફેસ ગ્લો કરે છે અને મેકઅપના સાઇડ ઇફેકટ, ડલનેસથી પણ સ્કીન પેમ્પર કરે છે.

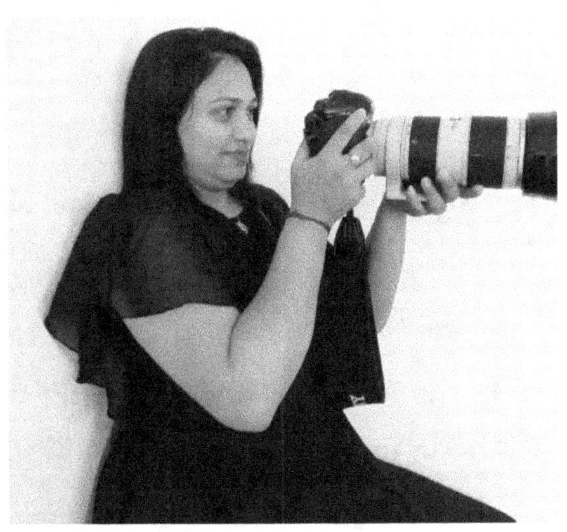

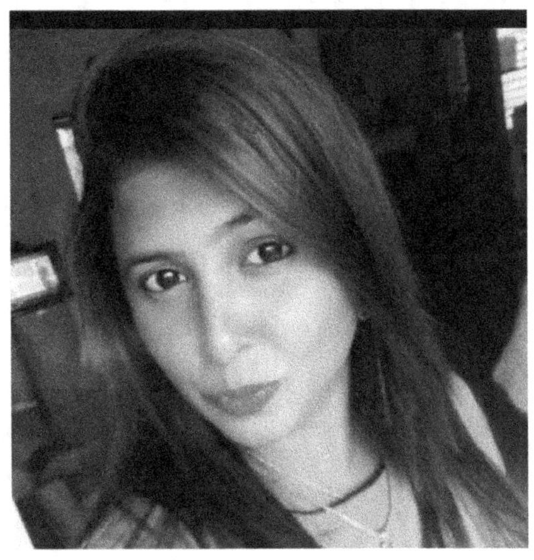

# Day: 25

# ઓલ બ્રાઇડલ પેકેજ (ALL BRIDAL PACKAGE)

આગળના 1 થી 24 ડેઝમાં આપણે બેઝિક ઇન્ફોર્મેશન પાર્લર લાઇન વિષે બધી જ ભેગી કરી લીધી જે આજના સમયમાં પાર્લર ઓપન કરવા ઘણી જ છે. પરંતુ માત્ર વાંચ્યું એટલે શીખી ગયા એવું નથી તેના માટે ખૂબ જ પ્રેકિટસ કરવી પડે છે.

" પ્રેકિટસ મેક અ મેન પરફેકટ "

તેમજ ઘણીવાર એવું પણ બને કે તમે પણ પાર્લરની દુનિયામાં કંઈક નવું કરી જાવ, તમારી આગવી ઓળખ બની જાય બ્યૂટીશિયન તરીકે, મેકઅપ આર્ટીસ્ટ તરીકે, હેર સ્ટાઇલિશ તરીકે.

આ સિવાય પાર્લરમાં બ્રાઇડલને રેડી કરવી, એન્ગેજમેન્ટ, મેરેજ, પાર્ટી વગેરે માટે ખૂબ વધારે પ્રેકિટસ અને અનુભવની જરૂર પડે છે. કેમકે ત્યારે થયેલી મિસ્ટેકથી ક્લાઇન્ટનું ફંકશન બગડે છે. સાથે આપણી વેલ્યૂ પણ ડાઉન થાય છે. આથી અહીં, બ્રાઇડલ રેડી કરવાની બેઝિક ઇન્ફોર્મેશન જ આપેલી છે. વિગતવાર એડવાન્સની બુકમાં તેમજ પ્રોફેશનલ મેકઅપની બુકમાં મળી રહેશે.

# પ્રિ- બ્રાઈડલ:

બ્રાઈડલ મેરેજના દિવસે આવે અને બે થી ત્રણ કલાકમાં રેડી થઇને જતી રહે છે. એ આપણને જાણકારી છે. પરંતુ તેના પહેલા બે-ત્રણ મહીનાથી એઝ બ્રાઈડલની તૈયારી થવા લાગે છે. જેમાં નીચે મુજબની ટ્રીટમેન્ટ શામેલ હોય છે.

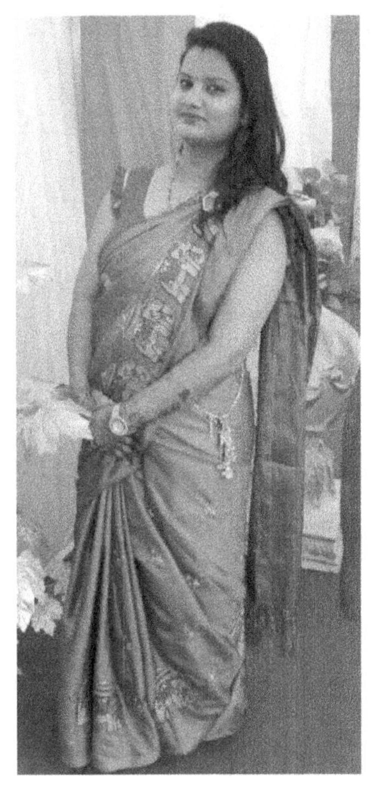

1. થ્રી ટાઈમ ફેશિયલ

2. ટુ ટાઈમ બ્લીચ

3. વન ટાઈમ ફૂલ બોડી વેકસીંગ

4. વન ટાઈમ ફૂલ બોડી બ્લીચ

5. વન ટાઈમ ફૂલ બોડી પોલિશીંગ

6. વન ટાઈમ મેનીકયોર/ પેડીકયોર

7. હેર એકસટેન્શન

દરેક નાના-મોટા પાર્લર, સલૂન આ રીતે વેડીંગ પેકેજ રીલીઝ કરતાં હોય છે. જેમાં તે અલગ-અલગ ચાર્જીસ પણ લે છે. ઘણી બ્રાઈડ તેમાંથી ઘણી વસ્તુઓ પ્લસ-માઇનસ પણ કરાવતી હોય છે. અને લાસ્ટમાં વેડીંગના દિવસે તેને ફાઇનલ લુક આપવાનોરહે છે. અને એ પણ એવો કે તેને લાઈફ ટાઈમ માટે યાદ રહી શકે આથી આ સમયે તમારી પ્રેક્ટિસ કે ટ્રાય ચાલે નહી પરફેક્ટ એક્સપર્ટની જ જરૂર રહે.

# પોર્સ બ્રાઇડલ :

પ્રિ- બ્રાઇડલ પેકેજ આગળ જોયું અને પોર્સ બ્રાઇડલ પેકેજ વેડીંગ ડે પર જ કરાય છે જેમાં .......

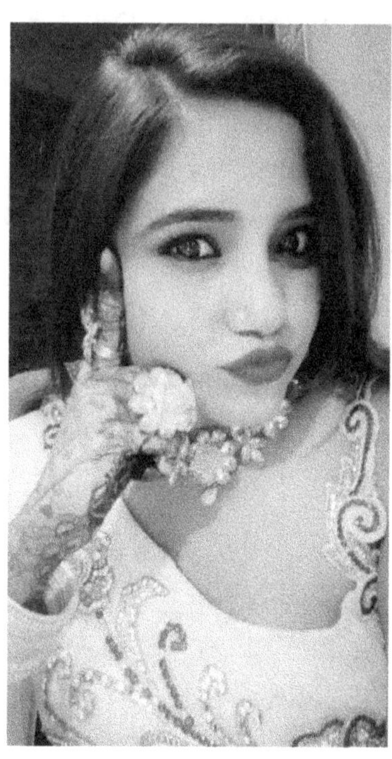

1. ક્લીન્ઝીંગ

2. મેકઅપ

3. આઇ મેકઅપ

4. હેર સ્ટાઈલ

5. માંગટીકા/દામની સેટિંગ

6. જવેલરી

7. ડ્રેસઅપ

8. ડબલ દુપટ્ટા વેરીંગ

9. બ્રાઇડલ ચૂડલા

10. ફાઇનલ ટચઅપ

➢ ક્લીન્ઝીંગથી માંડી ફાઇનલ ટચઅપ સુધીની દસ ટ્રીટમેન્ટ આપવામાં આવે છે જે માટે અગાઉથી જ અઢીથી ત્રણ કલાકનો સમય નિશ્ચિત કરવામાં આવ્યો હોય છે.

## * બ્રાઇડલ મેકઓવર *

➢ બ્રાઇડલને રેડી કરતાં પહેલા તેને ચોલી કે સાડીનું બ્લાઉઝ પહેરાવી દેવું જેથી બ્લાઉઝનું નેક કેટલું ઓપન રહે તે મુજબ નેક એરિઆમાં મેકઅપ કરી શકો.

➤ ઘરેથી ફ્રેશ થઈને આવી હોવા છતાં બ્રાઇડલ મેકઅપની શરૂઆત કરતાં પહેલા ક્લીન્ઝીંગ મિલ્ક અથવા ભીના ટીશ્યુ વાઇપ્સ થી ફેસ સારી રીતે ક્લીન કરી લેવો.

➤ ત્યાર પછી ટોનર ⟶ મોશ્ચ્યુરાઇઝર ⟶ પ્રાઇમર

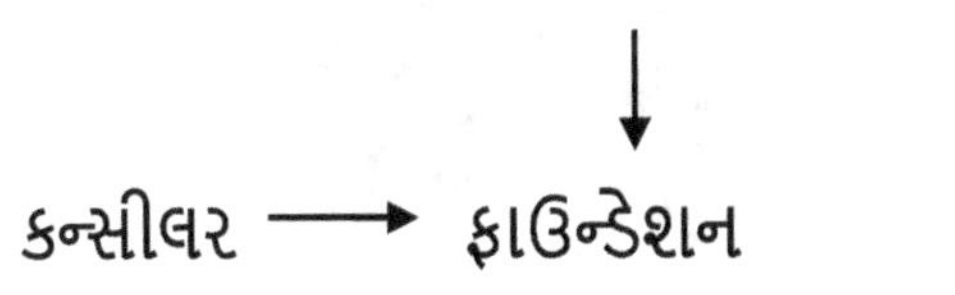


ઉપર બતાવેલી પાંચ મેકઅપ આઇટમ સારી રીતે બ્લેન્ડ કરી-કરીને ફેસ, નેક એરિઆ, ઈયર પર અપ્લાય કરી તેને થોડીવાર સેટઅપ થવા દો.

(ઉપરની પ્રોડક્ટ ડિટેલ ડે 21 માં અપાયેલી જ છે.)

➤ હવે, આ ટાઇમિંગમાં તમે આઇ મેકઅપ કરી શકો છો.

➤ આઇ મેકઅપ માટે સૌ પહેલા આંખના બંને કોર્નર પર ટેપ લગાવી દેવી જેથી મેકઅપ બગડયો હોય કે કાંઇ મિસ્ટેક થઇ જાય તો ઓન્લી આઇ મેકઅપ જ સેટ કરવો રહે પૂરા ફેસને ફરીથી ક્લીન કરવો અને ફરીથી આખો મેકઅપ કરવો ન પડે.

➤ ત્યાર પછી આંખ પર કન્સીલર લગાવી દો અને ડ્રેસને મેચીંગ આઇ મેકઅપ કરી શકો છો.

➤ મોટા ભાગે બ્રાઇડલના ડ્રેસ આપણે અનુકૂળ બ્રાઉન રેડ, મરૂન શેડ જ હોય છે.

➤ આટલો મેકઅપ થયા બાદ જરૂરી છે કે બ્રાઇડને નેકલેસ પહેરાવી દો નહીંતર હેરસ્ટાઇલ બનાવ્યા બાદ નેકલેસ ગાળામાં આવશે નહી.

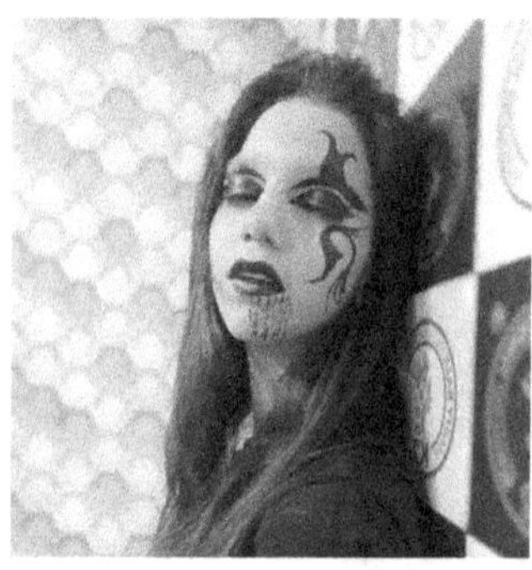 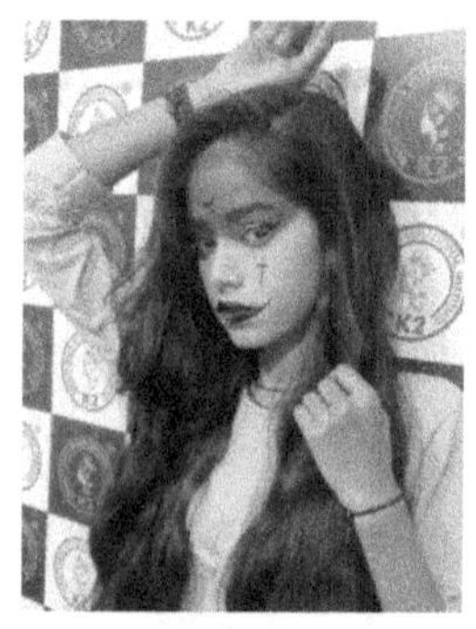 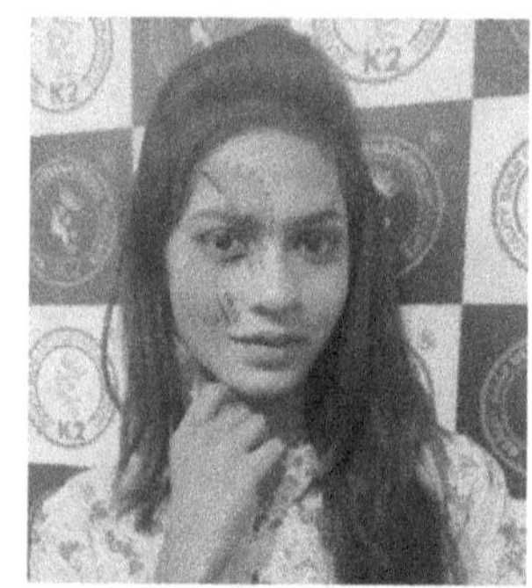

➤ હવે; ફેસ પર બ્રોનઝર ⟶ હાઇલાઇટર ⟶ બ્લશર અપ્લાય કરી દો.

➤ ત્યાર પછી કાજલ ⟶ લાઇનર ⟶ મસ્કરા ⟶ લિપસ્ટિક ⟶

➤ આ થઇ બ્રાઇડલ પેકેજની બેઝિક ડિટેલ જે સાંભળવામાં જેટલી ઇઝી લાગે છે તેટલી જ પ્રેક્ટીકલી હાર્ડ રહે છે.

➤ મેકઅપ બાદ ફરી હેરસ્ટાઇલ તરફ વળીએ કારણકે બ્રાઇડલ કઇ રીતે ચુનરી લેવાની છે તે આધારે ઊંચી હેર સ્ટાઇલ કે નીચો અંબોડો, આર્ટિફીશિયલ કે ઓરીજનલ ફ્લાવર્સ માથામાં નાંખશે, પફ બનશે. કે સીધી સ્કેલ્પમાં દામણી પટ્ટો પેરાવશું........?

➤ વગેરે.......વગેરે વસ્તુના ડીશીઝન લેવાના હોય છે.

➤ આ ઉપરાંત માંગટીકો, દામણી વગેરે હેર સ્ટાઇલ બનાવતા પહેલા થ્રેડ સાથે બાંધી પોની ટેલ સાથે ટાઇટ કરવો જેથી વેડીંગ સમયે નીકળે નહી.

➤ ત્યાર બાદ બ્રાઇડલને ફાઇનલી ડ્રેસઅપ ચુનરી, પાટલી, સાડી પીન પરફેક્ટ કરી લેવું.

➤ જ્વેલરી, ચૂડલા બધુ જ મેચ આઉટ કરી કમ્પલેટ કરી લેવું.

➤ જો બ્રાઇડલે બે ચુનરી લીધી હોય તો બંને ને વ્યવસ્થિત રીતે સેટ કરી પીનઅપ કરવી. તે સાથે જ માથે ઓઢેલી ચુનરી ને પણ પરફેક્ટ રીતે પીનઅપ કરવી કે જેથી એ ખેંચાય તો ફાટે નહી.
બ્રાઇડલના ચૂડલા અનલોક કરવા

↓

મતલબ જે રૂમાલથી તેને બાંધ્યા હોય તે ખુલ્લા કરી દઇ જો તેમાં લટકણ કે ઝુમ્મર ફીટ કરવાના હોય તો ફીટ કરી દેવા કે બેંગલ સેટ કરીને પહેરાવી દેવી વગેરે.

લાસ્ટમાં બ્રાઇડને ફાઇનલ ટચ અપ આપી દો.

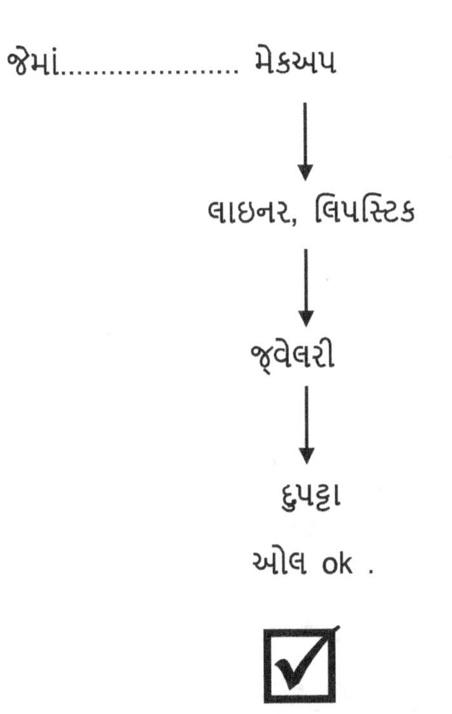


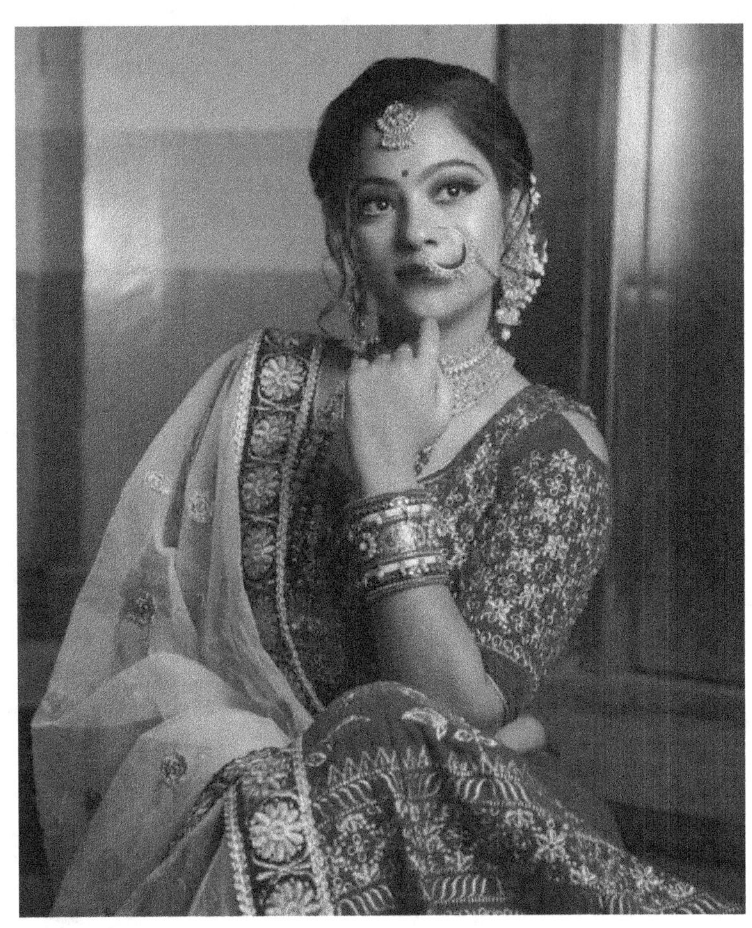

જેમાં બધું જ એકવાર પરફેકટલી રી ચેક કરી લેવું .

તેમજ જો બ્રાઇડને પરફ્યુમ પસંદ હોય તો તે પણ લગાવી શકો છો.

# Day: 26
# હેર સ્ટાઈલ (HAIR STYLE)

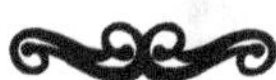

અહી બતાવવામાં આવેલ આઇડીયા, સજેશન, બેઝિક એન્ડ સેલ્ફ પ્રિપરેશન બંનેમાં યુઝ થઇ રહે છે.

➢ ક્યારે પણ હેર સ્ટાઈલને લોંગ ટાઇમ ટકાવી રાખવી હોય તો તેમાં ક્રિમ્પિંગ, કે ક્રિમ્પ્લીંગ કરવું જોઇએ. જેથી હેર બાઉન્સી, સ્ટાઇલિશ લુક આપે છે.

➢ પાર્ટી, બર્થ ડે ફંકશન, એન્ગેજમેન્ટમાં લોકો મોટા ભાગે પાર્લરમાં રેડી થતાં હોય છે અને પાર્લરવાળા ક્રિમ્પ્લીંગથી હેર સ્ટાઈલ કરે છે.

➢ મોટા ભાગે ક્રિમ્પ્લીંગની જરૂર એઝ બ્રાઇડ પાછળના હેરમાં રહેતી નથી. કેમકે ત્યારે એમણે વાળનો અંબોડો વાળવાનો હોય છે.

➢ ક્રિમ્પ્લીંગની જરૂર આગળના હેર પર જ રહે છે કારણકે ત્યાં માંગ ટીકો લગાવવાનો હોય છે, દામણી પહેરવાની હોય છે.

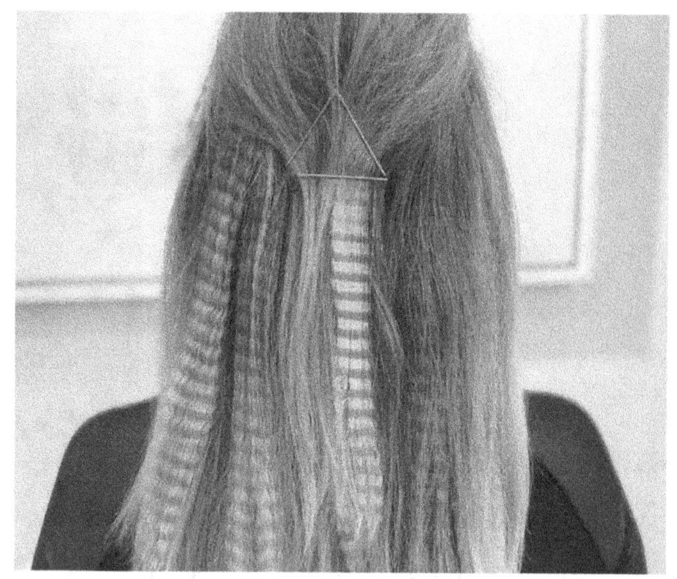

➢ તેમજ પફ કે ફ્રન્ટની હેર સ્ટાઈલ પર ઓઢણી લેવાની હોય છે આથી બેક કોમ્બિંગ કરેલ પાફ લોંગ ટાઇમ ચાલતો નથી, બેસી જાય છે.

➢ આથી ફ્રન્ટ લુક બાઉન્સી અને સ્ટાઇલિશ બનાવવા ક્રિમ્પ્લીંગ બેસ્ટ વે છે.

➢ તેમજ તેની અંદર પફનું બન પણ પરફેક્ટ સેટ થઇ જાય છે.

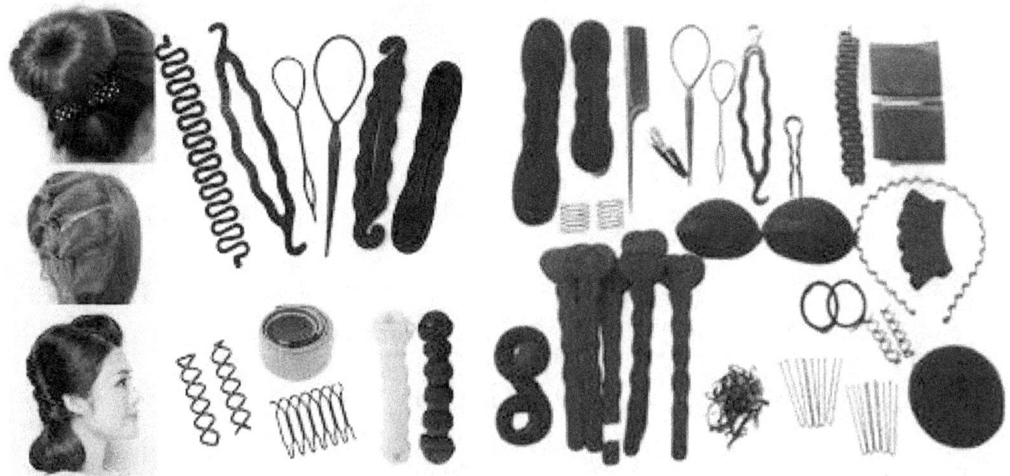

➢ હેર સ્ટાઇલ બનાવવા કે બ્રાઇડની હેર સ્ટાઇલ સેટ કરવા માટે સૌ પ્રથમ ઇઅર ટુ ઇઅર સેકશન લઇ લેવું.

➢ પાછળના હેરની પોની વાળી લો.

➢ આગળની સાઇડ માંગટીકાને એક્જેસ કરી સેટ કરો.

➢ ત્યાર પછી તેમાં દોરો બાંધી તે દોરાને પોની ટેઇલ સાથે વીંટળાવી દો.

➢ હવે; માંગ ટીકો ઢીલો પણ નહી પડે અને નીકળશે પણ નહી.

➢ ત્યારબાદ પોની સિવાયના આગળના હેરને ક્રિમ્પિંગ કરી હેરની ડિઝાઇન કરી લો.

➢ પોનીમાં પણ ડોનટ બન પોરવી, ઝૂડો બનાવી, ડેકોરેટ કરી લો.

➢ ડેકોરેટ કરવા, ગજરા, વેણી, કે આર્ટીફીશિયલ ફ્લાવર્સનો પણ યુઝ કરી શકાય.

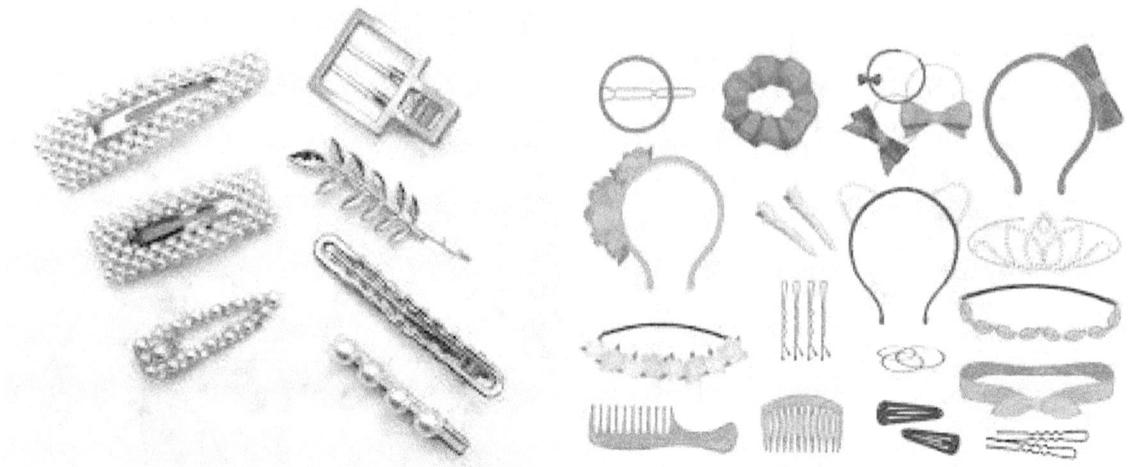

➢ તેમજ મોતી, બ્રોય, ડાયમંડ કે અન્ય વસ્તુથી પણ ડેકોરેટ કરી શકાય.

➢ હેર સ્ટાઇલ કરતી વખતે ધ્યાનમાં રાખો કે હેર ઓઇલી કે પરસેવાવાળા ન હોય.

➢ હેર ફ્રેશ વોશ કરેલા હોવા જોઇએ, હેરસ્ટાઇલ કરવી હોય ત્યારે હેરમાં કન્ડિશનર કરવું નહી.

➢ હેર સ્ટાઇલ કરવા બને ત્યાં સુધી નોર્મલ હેર સ્પ્રેનો જ યુઝ કરવો.

➢ હેર સ્પ્રે સારી કંપની અને સારી ક્વોલિટીના વાપરવાનો આગ્રહ રાખવો.

➢ હેર એસેસરીઝ ચીપિયા, યુ-પીન વગેરે ઓક્સાઇટ (કાટ) લાગેલો ન હોવો જોઇએ.

➢ હેર સ્ટાઇલમાં વપરાતા બ્લેક થ્રેડ હંમેશા કોટનના જ વાપરવા જોઇએ.

➢ આ ઉપરાંત ક્લાઇન્ટને એ પણ સમજાવવું કે હેર સ્ટાઇલ ને ફંકશન ફિનિશ થયા બાદ સ્કેલ્પમાં સીધો જ કોમ્બ્ય ન કરવો. પરંતુ નીચેથી ટેંગલ (ગૂંચ) કાઢતા-કાઢતા બધા વાળને ધીમે ધીમે ટેંગલ ફ્રી કરવા.

➢ તેમજ હેર સ્ટાઇલ કરેલા હેરમાં ઓઇલ લગાવ્યા બાદ જ હેર વોશ કરવા જોઇએ.

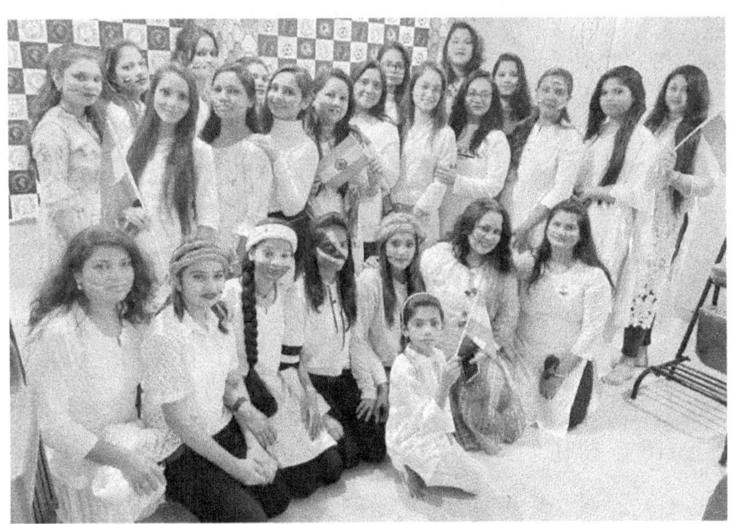

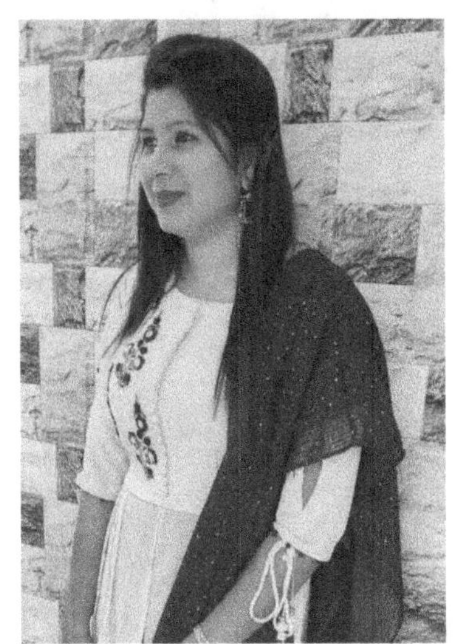

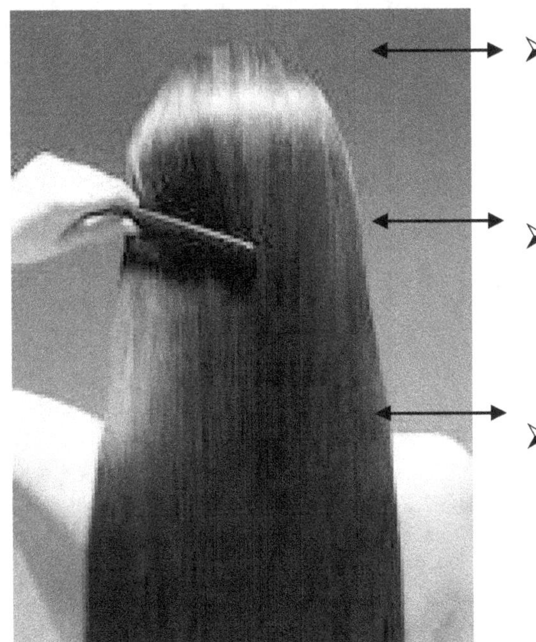

> ➢ હેર સ્પ્રે 6 ઇંચથી સ્પ્રે કરાય તો હેરમાં શાઈન આવે છે.

> ➢ હેર સ્પ્રે 8 ઇંચથી સ્પ્રે કરાય તો હેરમાં મેટ લૂક આવે છે.

> ➢ હેર સ્પ્રે 12 ઇંચથી સ્પ્રે કરાય તો હેરમાં વેલ્વેટી અથવા ફન્કી લુક આવે છે.

# Day: 27

# ફેસ ટાઈપ હેર સ્ટાઈલ (FACE TYPE HAIR STYLE)

કોઈપણ મેકઅપ, ડ્રેસઅપ કે ફંક્શન માટે હેર સ્ટાઈલ તમારા હેર ખૂબ જ અગત્યનો ભાગ ભજવતા હોય છે. પરંતુ હેરસ્ટાઈલ કરવા માટે પણ જરૂરી છે કે તે ફેસ પર હેરસ્ટાઇલનું  સુટ થવું. કેમકે દરેક વ્યક્તિના ફેસ અલગ-અલગ શેપના હોય છે.

પરંતુ આપણી બ્યૂટી ઇન્ડસ્ટ્રીઝમાં ઓવલ ફેસ (લંબગોળ) ફેસને પરફેક્ટ ફેસની માન્યતા આપવામાં આવેલી છે. આથી જ આપણે કોઈપણ શેપનો ફેસ હોય તેને કોન્ટોર  દ્વારા ઓવલ લુક જ આપીએ છીએ સેમ એજ પરફેક્શન. આપણે હેર સ્ટાઈલ દ્વારા પણ લાવવાનો પ્રયાસ કરવાનો છે.

## 1. રાઉન્ડ ફેસ

રાઉન્ડ ફેસ દેખાવમાં ગાલના ભાગેથી હેવી હોય છે. ત્યારે ગાલ પરની હેવીનેસ ઓછી કરવા કોન્ટોરીંગની સાથે હેરસ્ટાઇલપણ એવી સિલેક્ટ કરશું જેથી ફેસ ઓવલ લુક આપે.

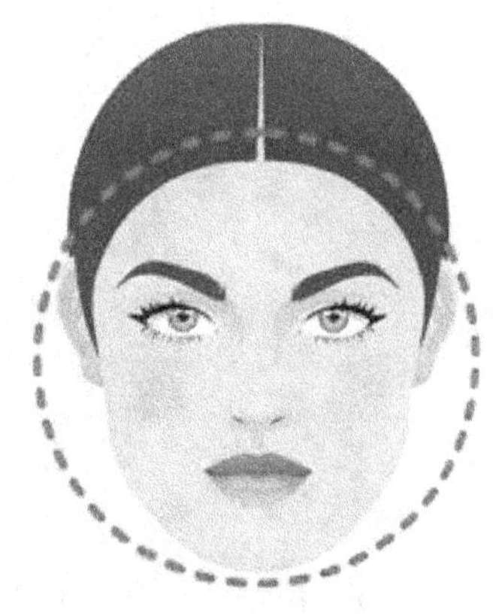

દા.ત. થોડો ઊંયો પફ બનાવવો.

દા.ત. બંને સાઇડ લટો લાંબી રહે અને ગાલ ઢંકાઇ જાય તેવી હેરસ્ટાઇલ વાળવી.

દા.ત. માંગ ટીકો પણ ગોળ પસંદ કરવાને બદલે લંબગોળ પસંદ કરવો.

## 2. ઓવલ ફેસ

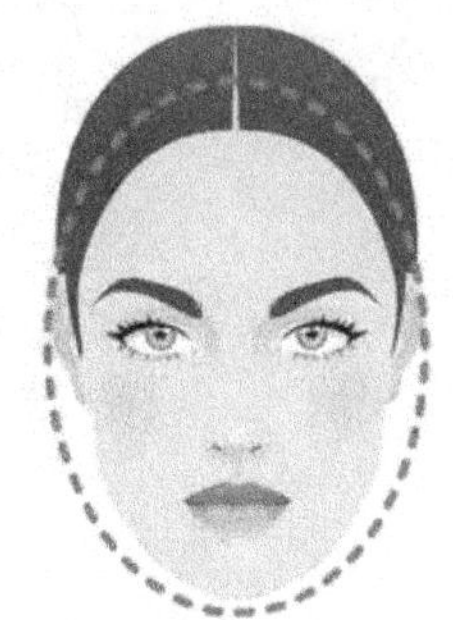

ઓવલ ફેસ ઈઝ પરફેક્ટ ફોર ઓલ ટાઈપ. આથી આમાં વધારે ચેન્જીસ કરવા પડતાં નથી.

તે ફેસ પર કોઈપણ હેરસ્ટાઈલ સારી લાગે છે. માત્ર પાફ વધારે ઊંચો વાળવો નહી. જેથી લાંબો ચહેરો વધુ લાંબો ન લાગે.

## 3. હાર્ટ શેપ ફેસ

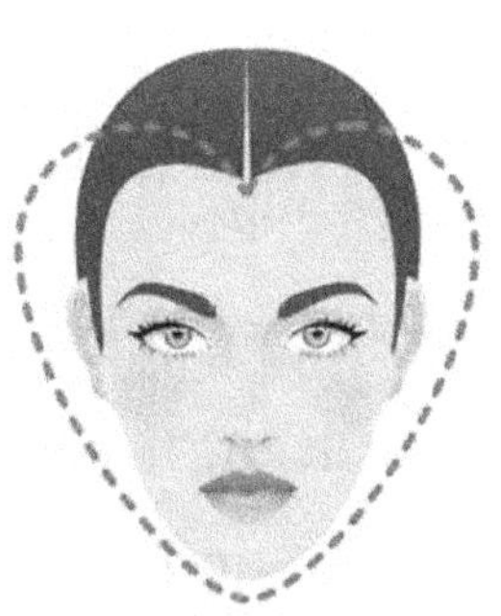

હાર્ટ શેપ ફેસ ટેમ્પલ પોઈન્ટ પાસેથી પહોળો જ્યારે જો લાઇન પાર્ટ દબાયેલો હોય છે. આથી નીચેથી મેકઅપ દ્વારા કોન્ટોરિંગ કરવું અને ઉપરથી ઉપસેલી હેરસ્ટાઈલ બનાવવાથી ફેસનો લુક પેઅફેક્ટ આવશે.

## 4. ડાયમંડ ફેસ

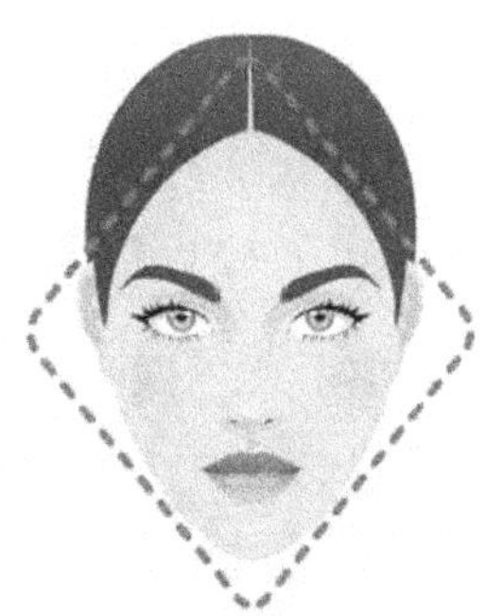

ડાયમંડ ફેસ ફોરહેડના ભાગેથી પહોળો જો લાઇન અને ચીનના ભાગેથી ઉપાસેલો હોય છે. આથી બંને સાઈડ કવર થઇ જાય (કાન સુધીનો ભાગ) તેવી હેર સ્ટાઇલ ખાસ કરીને વેસ્ટર્ન હેર સ્ટાઈલ, મિડલ બન વગેરે વધારે સુટ થશે.

## 5. સ્ક્વેર ફેસ

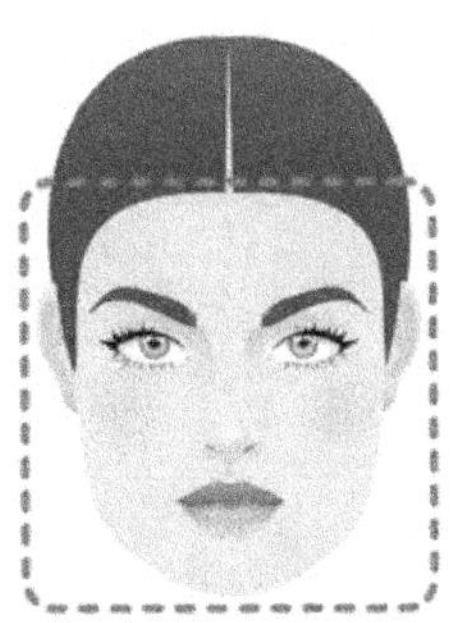

સ્ક્વેર ફેસમાં ફોરહેડથી ટેમ્પલ પોઈન્ટ પહોળો હોય છે. બ્લશાર પોઇન્ટથી જો લાઇન સુધીનો પાર્ટ પણ પહોળો હોય છે. સ્ક્વેર શેપ ટાઈપ આથી તેના પર થોડો હાઇટ વાળો પફ બનાવવાથી ફેસ ઓવલ તેમજ બંને ગાલ પર પણ લટો ખુલ્લી રાખવાથી ફેસ થોડો કંટ્રોલીંગ લાગશે.

# Day: 28

# દુપટ્ટા સ્ટાઈલ (DUPATTA STYLE)

પહેલાના વેડીંગ બ્રાઈડલ લૂકના પ્રમાણે આજના લૂકમાં ઘણો ચેન્જ આવી ગયો છે ગમેતે રીલેજનની બ્રાઈડ હોય તેમના ટ્રેડીશનલ ડ્રેસ કોડના સ્થાને ચણિયા ચોલી પસંદ કરવા લાગી છે તેમાં પણ આજ-કાલ ન્યૂ ટ્રેન્ડ કપલ ટ્યુનીંગ નો ચાલ્યો છે. આથી બ્રાઈડલ ચોલી ગમે તે  કલરની પહેરે પરંતુ ચુનરી તો રેડ, મરૂન જ પસંદ કરે છે. આથી તેમને (બ્રાઈડલ)ને ડબલ ચુનરી પહેરાવાની હોય છે. જે માટે અલગ-અલગ સ્ટાઈલ, અલગ-અલગ પોઝ હોય છે.

પરંતુ તે એક પ્રેક્ટિકલ આર્ટ છે.  આથી તેને સ્ટુડન્ટ્સ સોશિયલ મીડિયા પર અથવા તો સેલૂન પર જ શીખી શકે તે શબ્દોમાં સમજાવવું અઘરૂ છે.

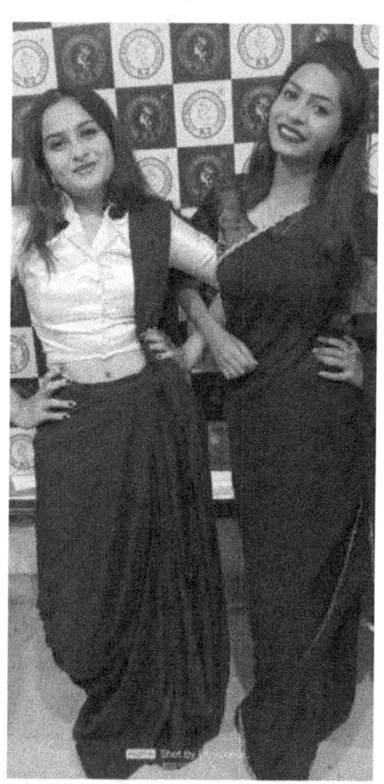

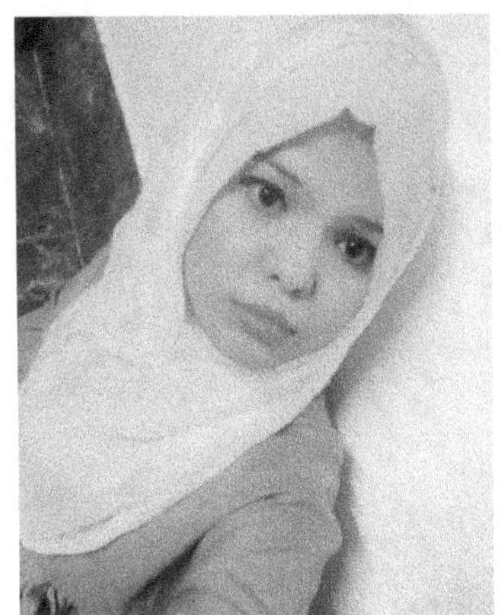
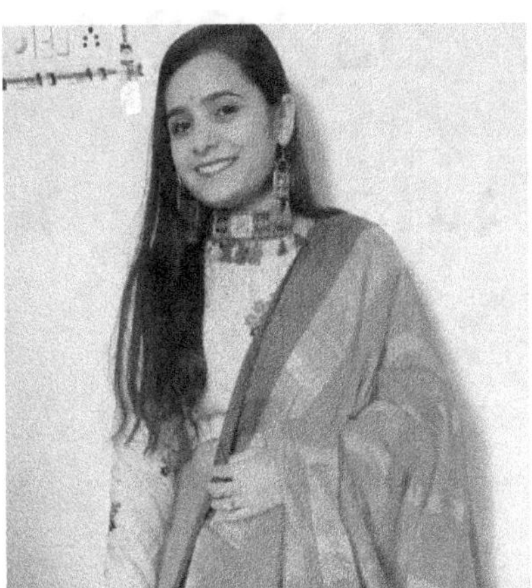
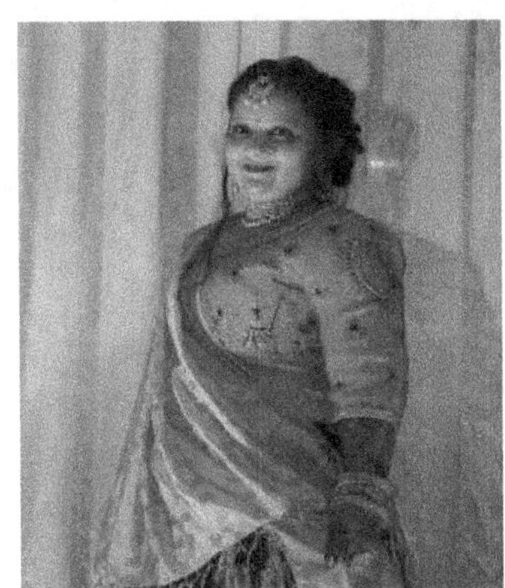

# Day: 29

# નેઇલ આર્ટ (NAIL ART)

➤ બ્યૂટી ઇન્ડસ્ટ્રી એટલે એક પ્રકારની આર્ટની દુનિયા જેમાં તમે ધારો તે ટેલેન્ટ સાબિત કરો અને ધારો તે મુકામ હાસિલ કરી શકો.

➤ આજે સામાન્ય ગણાતી નાના-નાના નેલ માટે પણ ઘણી બધી ડિઝાઇન, વેરાઇટી, આર્ટ, મશીનરી માર્કેટમાં આવી ગયા છે. ખોટા નખ તો ઘણાં ટાઈમથી માર્કેટમાં મળતા જ હતા. પરંતુ હવે તેનો ક્રેઝ વધ્યો છે. તેમજ પ્લાસ્ટિક સિવાય જેલ બેઝ, ફાઇબર બેઝ, સ્ટીકર નેઇલ, તેના ડિઝાઇન માટે અલગ-અલગ ટૂલ્સ, કટર, ફાઇલર જેવા પણ માર્કેટમાં ખૂબ જ જોવા મળી રહે છે.

➤ બેઝિક લેવલ પર નેલઆર્ટ શીખવા માટે નેલ ડ્રો કરીને તેના પર નાની-નાની ડિઝાઇન બનાવી શીખી શકાય અથવા પેપર પર નાના-નાના બ્લોગ બનાવીને પણ તેમાં નાની-નાની ડિઝાઇન, હળવા હાથે બનાવી પ્રેકિટસ કરી શકાય.

➤ આ પેપર પ્રેકિટસ માટે તમે સ્ટેશનરીમાં મળતા ટ્યૂબ કલરનો યુઝ કરી શકો છો.

➤ તેમજ પેઇન્ટિંગ માટે વપરાતું ત્રિપલ ઝીરો (000) બ્રશ એકદમ પાતળું આવે છે. તેનો પણ યુઝ કરી શકો છો.

➤ જેટલી વધારે પેપર પ્રેકિટસ કરશો તેટલી બારિક ડિઝાઇન નેલ પર કરતાં શીખી શકશો.

# *નેલઆર્ટ ટૂલ્સ*

1) નેલ ડ્રૉ પેપર

2) વૉટર /ટ્યુબ કલર પ્રેકટીસીંગ ટૂલ્સ

3) ત્રિપલ ઝીરો બ્રશ

4) નેલઆર્ટ બ્રશ પેક

5) ડૉટેડ બ્રશ

6) સ્પંજ

7) ડિફરન્ટ ડિફરન્ટ નેલ પૉલિશ

8) પોલી જેલ

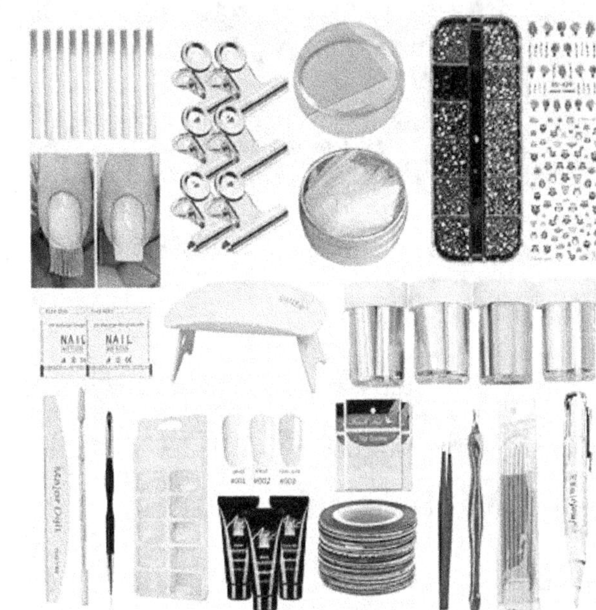

➤ નેલ આર્ટ સ્પેશ્યલ બ્રશનો સેટ કોઈપણ કોસ્મેટિક શૉપ પર મળી જાય છે. અથવા તેને ઓનલાઇન પણ મંગાવી શકો છો.

➤ તેની અંદર ડોટેડ બ્રશ ( જેમાં બંને સાઇડ પોઇન્ટ હોય છે અને તેના પર નાના મોટા ડોટ આપેલા હોય છે. )

➤ લાઇનર બ્રશ લાંબી, પાતળી, આડી-ઊભી લાઇનો બનાવવા વપરાય છે.

➤ એન્ગ્યુલર બ્રશ નખની બંને સાઇડ, કોર્નર, ખૂણાઓ વગેરે પર ડિઝાઇન કરવા કે સ્ટીકર સ્ટિક કરવા માટે ઉપયોગમાં લેવાય છે.

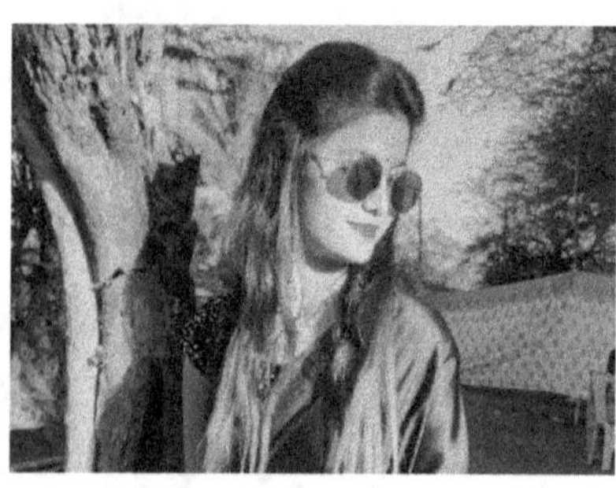 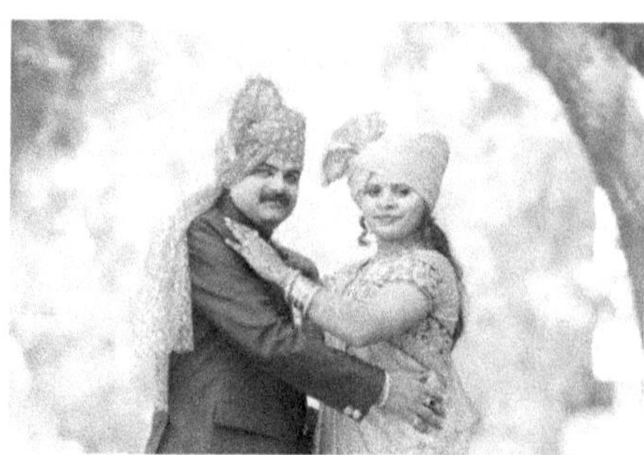 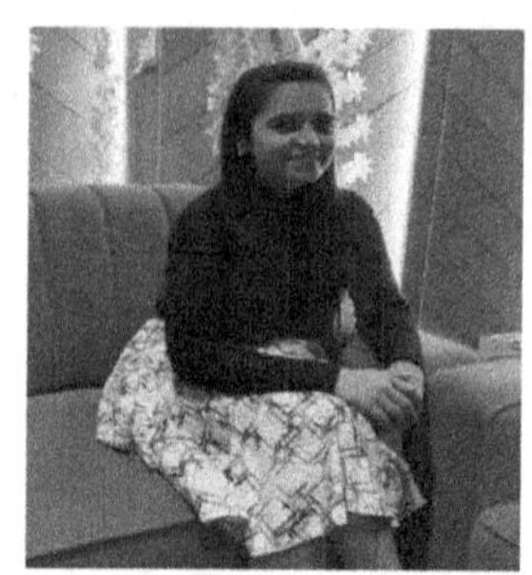

➤ આ સિવાય નેલઆર્ટ માટે નેઇલ તો જોઇએ જે ઇઝીલી, ઇમીટેડ શોપ, પર અલગ-અલગ સાઇઝના (નાના મોટા) અલગ અલગ શેપના મળી રહે છે.

➤ આ નેઇલ જો તમારા પોતાના કે ક્લાઇન્ટના નખ નાના હોય તો પણ સ્ટીક કરી શકો..... અથવા ...... પિકમાં બતાવેલ સ્ટેન્ડ પર પણ નેઇલ સ્ટીક કરીને પ્રેકિટસ કરી શકો અથવા તેના પર નેઇલ આર્ટ કરીને પછી આપણા કે ક્લાઇન્ટના નેઇલ પર પણ સ્ટિક (ચોંટાડી) કરી શકો.

➤ આ સ્ટેન્ડ રેગ્યુલર શોપ કરતાં ઓનલાઇન ઇઝીલી અને સસ્તું મળી રહેશે.

➤ આ બ્રશ શેડીંગ કરવા માટે ઉપયોગમાં લેવાય છે.

➤ ફેધર બ્રશ જે ઇમેજ છે તેનું નામ ફેધર બ્રશ છે. જે આપણે નેલને ગ્લીટર કરીએ છીએ ત્યારે વધારાનું ગ્લીટર સાફ કરવા અને બે કલર મિક્સ કરીને ડીઝાઇન કરવા માટે યુઝ થઇ શકે.

➤ આ સ્પંજની મદદથી નેઇલ પર શેડીંગ કરી શકાય.

➤ નેઇલ આર્ટ કર્યા બાદ જો તમે વોટર કલરથી નેલ આર્ટ કર્યું હોય તો સાદા પાણીથી બ્રશ સાફ કરવા અને જો નેઇલ પોલિશથી આર્ટ કર્યું હશે તો નેઇલ રીમૂવર થી સારી રીતે બ્રશ ચોખ્ખા કરવા નહીંતર બીજીવાર કલર મિક્સ થતાં જાશે. અને નેઇલ આર્ટ બગડશે.

➤ નેઇલ આર્ટ બ્રશનું કામ પુરૂ થયા બાદ તેને સારી રીતે સાફ કરીને તેની કેપ પહેરાવી વ્યવસ્થિત મૂકવા જોઇએ. જેથી તે તૂટે નહી કે ખરાબ ન થાય.

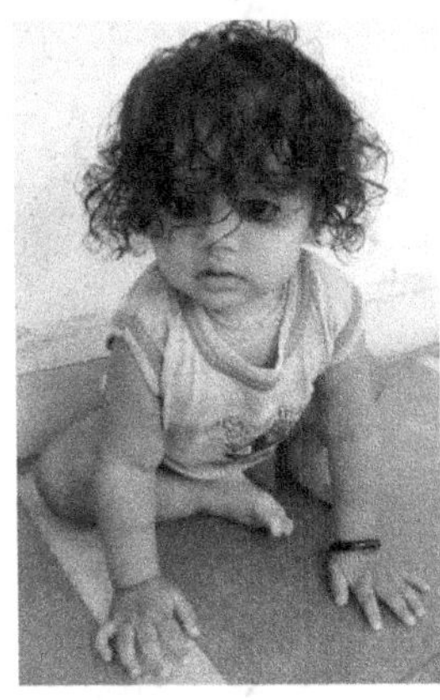 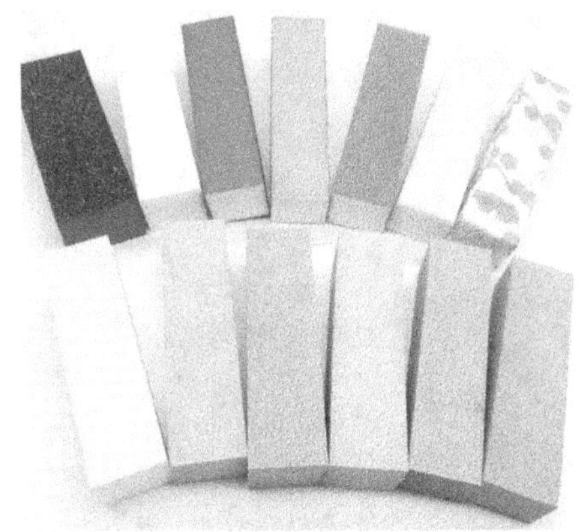 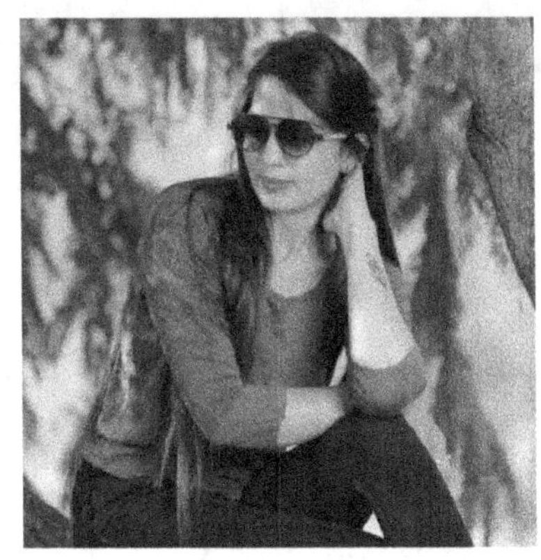

➤ નેલને આર્ટ કર્યા બાદ તેના પર ટ્રાન્સપરન્ટ નેલ પોલિશ લગાવવાથી નેલ શાઇન કરે છે અને ગ્લોસી લુક આપે છે.

➤ આ સિવાય નેલ  આર્ટ કરતી વખતે આજુ-બાજુની સાઇડ ખરાબ ન થાય તેની ખાસ કાળજી રાખવી. નહીંતર નેઇલ આર્ટનો જોઇએ તેવો લુક આવતો નથી.

➤ આ સિવાય નેઇલ ગ્લુ જે ફેક નેઇલ્સ સ્ટીક કરવા માટે યુઝમાં લેવાય છે.

➤ આ ઉપરાંત એક પોલિજેલ આવે છે જે એક પ્રકારનું જેલ આવે છે. જે નેલના શેપના મોલ્ડમાં સેટ કરી નેલ સાથે સ્ટીક કરી દેવાય છે અને ત્યાર પછી તેના પર નેલઆર્ટ કરી દેવાથી તે એઝ ઓરીજનલ નેલ જેવો જ લુક આપે છે.

➤ આ ઉપરાંત આજ-કાલ નેલ એક્સ્ટેન્શાનનો ક્રેઝ પણ યુવતીઓમાં વધુ જોવા મળે છે.

➤ જે માટે ફાઇબરના નેલ, પોલિજેલના નેલ, પ્લાસ્ટિક નેલ કે એક્રેલિક નેલ  પર તેઓ નેલ એક્સટેન્શન કરાવતી હોય છે.

➤ તેમાં પણ નેલમાં અલગ-અલગ શેપ જોવા મળે છે જેમાં રાઉન્ડ શેપ, ઓવલ (લંબગોળ) શેપ, સ્ક્વેર શેપ  આલમન્ડ શેપ વગેરે તેઓ પસંદ કરે છે.

➤ નેલ  એક્સ્ટેન્શાનમાં જેમના પોતાના નેલ  લૉંગ હોય તેને ફાઇલ કરીને શેપ આપવામાં આવે છે. અને જેમના નેઇલ્સ શોર્ટ હોય તેમણે આર્ટીફીશિયલ રીતે લૉંગ નેઇલ અને એક્સ ટેન્શન કરી અપાય છે.

➤ આ ચાર્જીસ 500 રૂ. થી શરૂ કરીને 5000 રૂ. સુધીના હોય છે.

➤ નેઇલ એક્સટેન્શન બે રીતે કરાય છે.

➤ ટેમ્પરરી

➤ પરમેનન્ટ

➤ ટેમ્પરરી નેઇલ એક્સટેન્શન દસથી પંદર (10-15) દિવસ માટે હોય છે.

➤ જ્યારે પરમેનન્ટ નેલ એક્સટેન્શન એક થી બે મહીના ચાલે છે.

➤ આજ-કાલ મેરેજ પહેલા, પ્રિ વેડીંગ શુટ કે પ્રિ બેબી શુટ માટે યુવતી નેઇલ આર્ટ કરાવે છે. તો હનીમૂન માટે પણ સ્પેશ્યલ નેલ આર્ટ કરાવવાનો ફ્રેઝ માર્કેટમાં ચર્ચાનો વિષય છે.

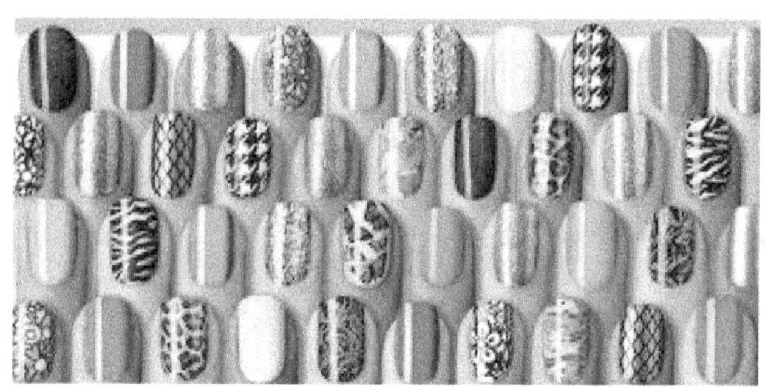

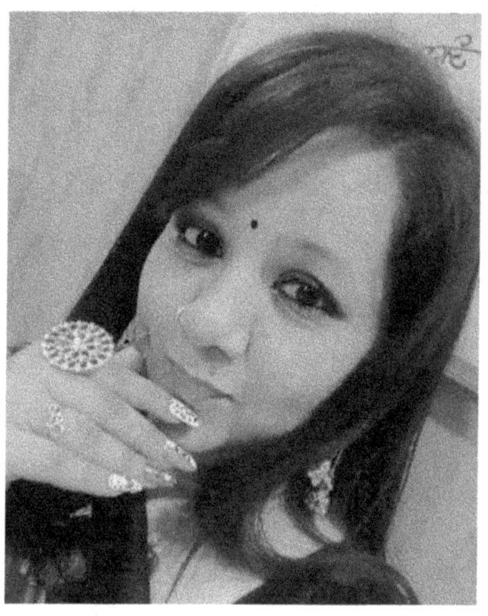

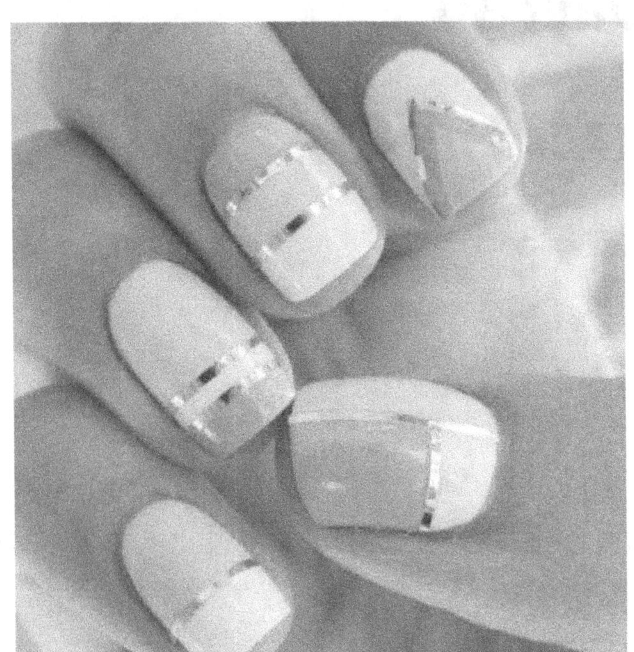 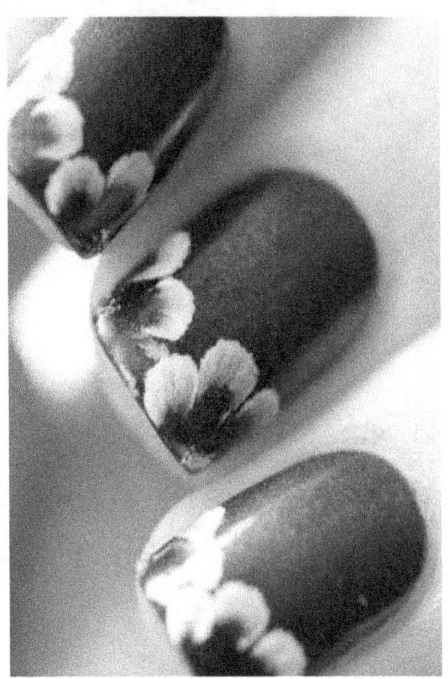

# Day: 30
# મહેંદી (MAHENDI)

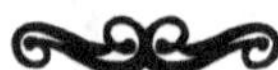

મહેંદી ઇઝ અ આર્ટ

ખરેખર મહેંદી એક કલા છે. માત્ર શીખવાથી આવડી જતી નથી તેના માટે નિરંતર પ્રેક્ટિસ કરતી રહેવી પડે છે. ઘણાં લોકોમાં મહેંદીનું હુન્નર કુદરતી રીતે સમાયેલું જ હોય છે તો ઘણાં પ્રેક્ટિસ, પોતાની મહેનત અને લગનથી શીખે છે.

સૌ પ્રથમ તો આપણને કોન પકડતાં આવડવો જોઇએ અને જીણી બારીકાઇથી તેનો પોઇન્ટ કટ કરવો જોઇએ, મોટા પોઇન્ટથી મહેંદી જાડી-જાડી બને છે અને શરૂઆતથી શીખવા માટે ઝીણો પોઇન્ટવાળો કોન જ જોઇએ. અને તેને પકડવાની રીત પણ પેન્સિલ અને બૉલપેનથી લખતા હોઇએ તે રીતે પકડવામાં આવે છે.

હવે; આપણે સ્ટેપ બાય સ્ટેપ મહેંદીની ડીઝાઇન જોઇએ.

1. સૌ પ્રથમ આપણે આડી, ઊભી ત્રાંસી લાઇન બનાવતા શીખીશું.

  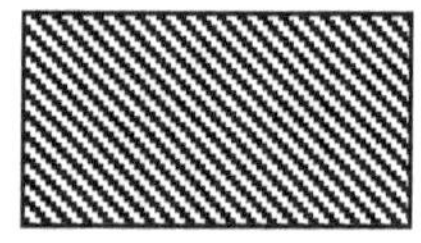 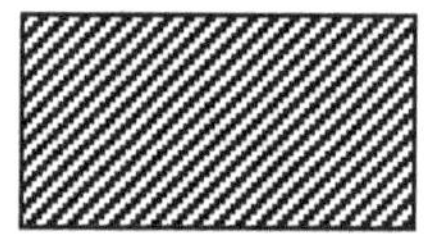

જેટલી નજીક, પાતળી, અને સીધી લાઇન બનાવતા આવડે એટલી બનાવવી.

આ પ્રેકિટસ તમે પ્લાસ્ટીકની શીટ પર, કાગળ પર, ફ્રેમ પર, કે હાથ પર પણ કરી શકો છે. પણ પ્રેકિટસ પેન-પેન્સિલથી કરવાના બદલે કોનથી કરવાનો આગ્રહ રાખવો. જેથી તમારી વધુને વધુ પ્રેકિટસ થાય.

2. ત્યારપછી લાઇનની મદદથી સ્ક્વેર બનાવવું

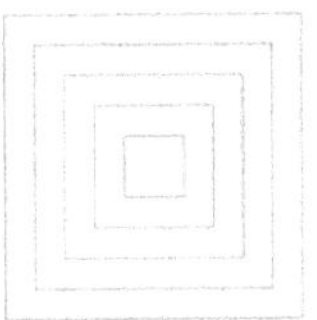 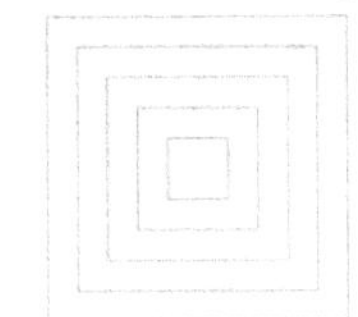

3. લંબચોરસ બનાવવું.

4. નાની મોટી લાઇન બનાવવી.

5. સ્ક્વેર એન્ડ લાઇન બનાવવી.

➤ લાઈનીંગ નાના મોટી બનાવો.

➤ બધી એકસરખી બનાવો.

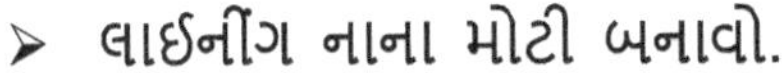
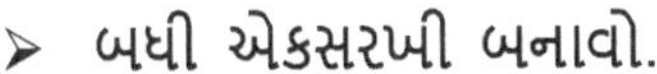
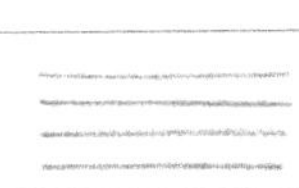

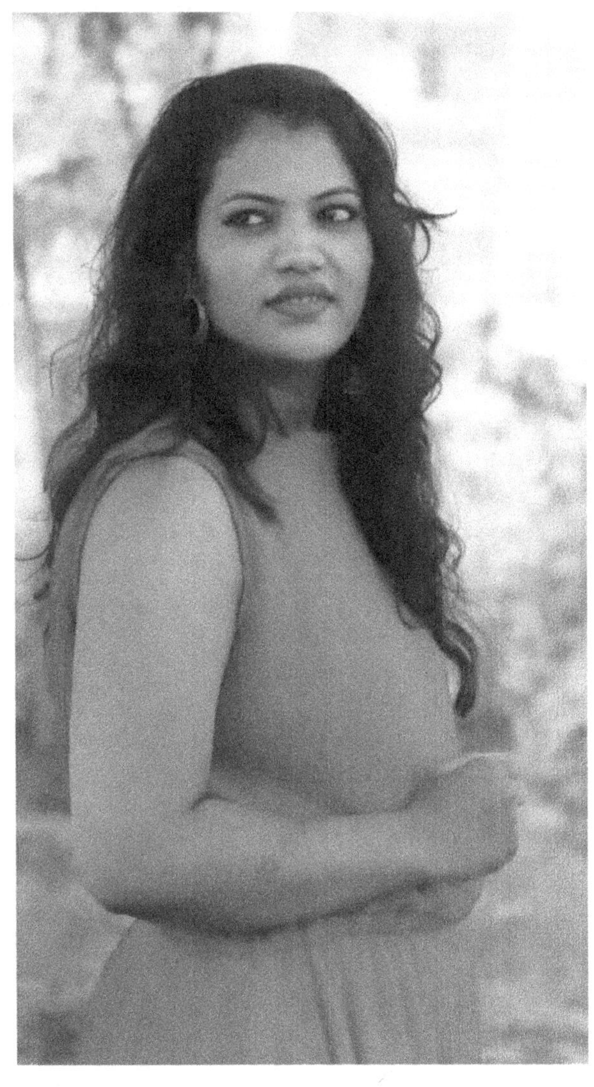

➤ મોટી, નાની તેનાથી નાનામાં નાની, સાવ નાની એવી રીતે પણ બનાવી શકો છો.

6. X – બનાવો.

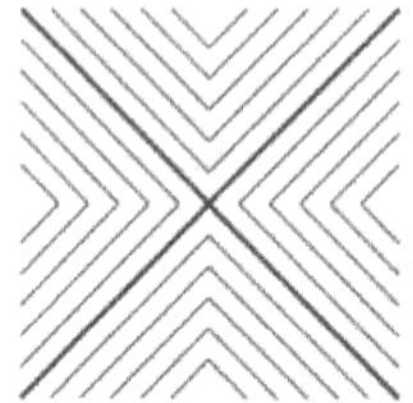

7. બોક્સ ફીલ કરો.

8. સ્ક્વેર બનાવો.

9. સર્કલ બનાવો.

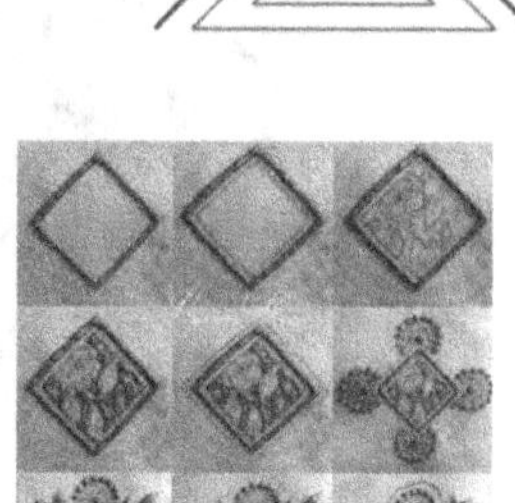

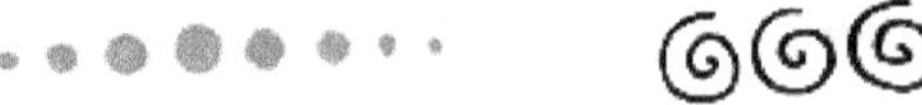

➤ આ બધા પોઇન્ટની થીયરી બેઝ અહી આપેલા છે. તમારે ત્યાં સુધી તેની પ્રેક્ટિસ કરવી પડે કે તેનો એકઝ્રેટ શેપ તમે લેતા શીખી જાવ નહી.

➤ સ્ક્વેર મતલબ સ્ક્વેર જ વાંકું-ચૂકું નહી, રાઉન્ડ મતલબ રાઉન્ડ એ રીતે.

➤ સૌ પ્રથમ પરફેકટ શેપ ડ્રો કરતાં શીખો. પરફેકટ શેપ બની જાય ત્યાર પછી તેને ફીલઅપ કરતાં શીખો.

➤ તેમજ ડ્રો કરતી વખતે ક્યારેક મહેંદી અટકે તો કોનનો પોઇન્ટ વધારે તોડવો નહી પરંતુ અંગૂઠા અને આંગળી વચ્ચે કોનને દબાવી પોઇન્ટ ક્લીન કરતાં જવું. અથવા વેસ્ટેજ કપડાથી પણ લૂછી શકો છો કોન.

10. લાઇન પ્લસ હાફ સર્કલ

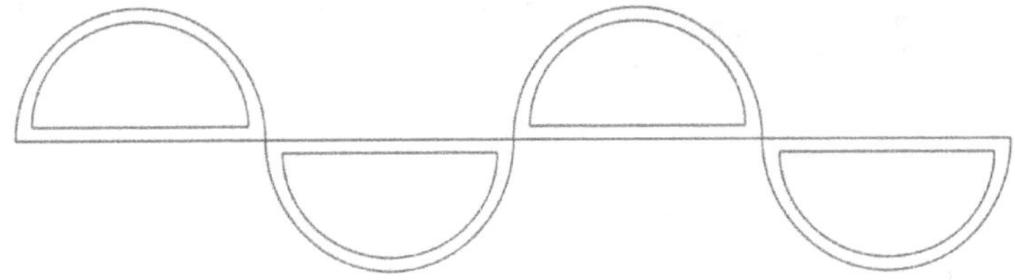

11. વેવ્ઝ, લહેર

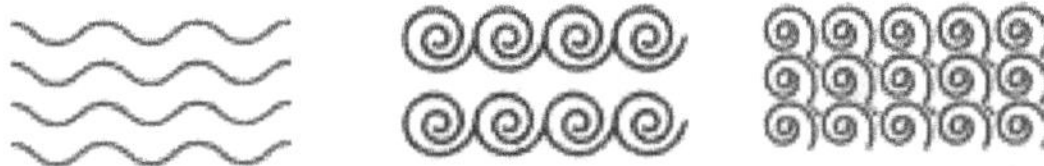

લહેરને અલગ-અલગ ડીઝાઇનથી ભરવી.

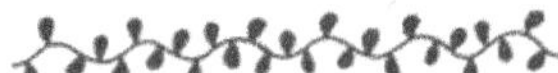

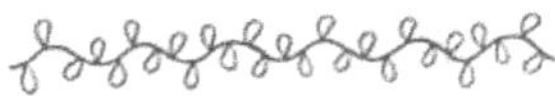

તમે તમારી રીતે અલગ-અલગ આઇડીયાથી પણ ન્યુ કીએશન કરી શકો છો.

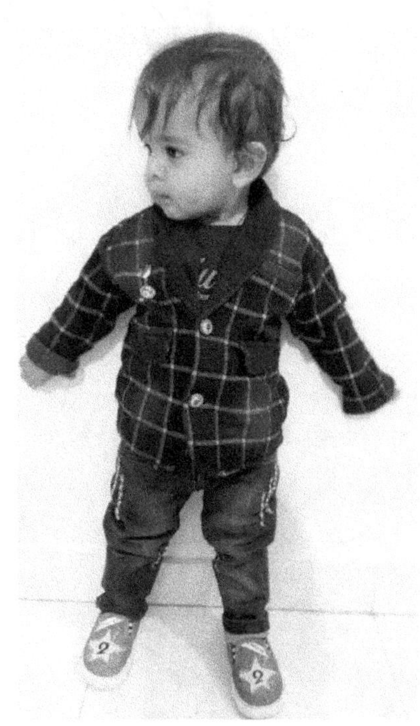

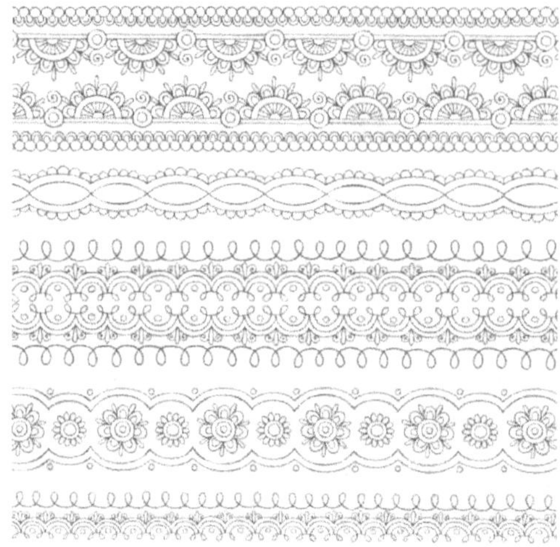

## 12. લિવ્ઝ, પાંદડા

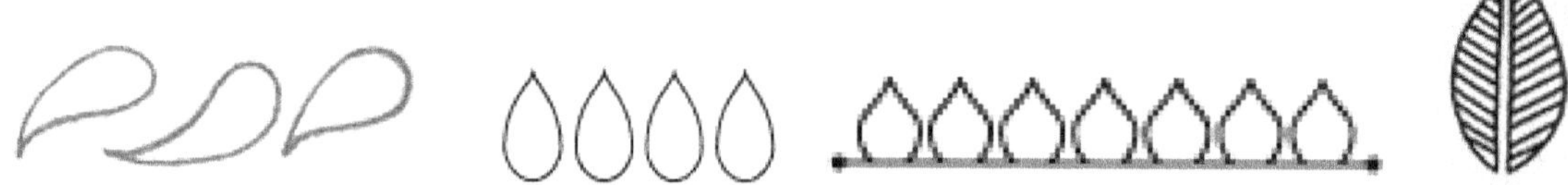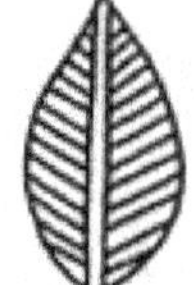

ઉપરનો શેપ પાંદડાનો છે, પાંદડાનો યુઝ મહેંદીમાં મોટા ભાગે થાય છે. આથી અલગ-અલગ ડિઝાઇનના લિવ્ઝની પ્રેકિટસ ખૂબ જરૂરી છે.

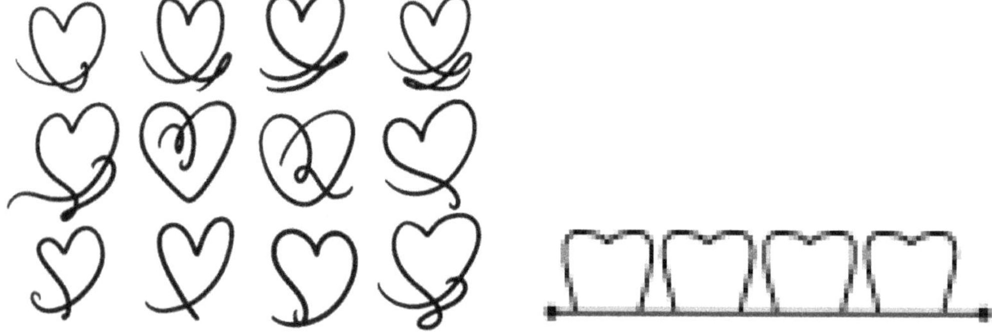

હાર્ટ શેપના અને ઝીક ઝેક વાળા પાંદડાની ડિઝાઇન વધારે પડતી અરેબિક મહેંદીમાં યુઝ થાય છે. તેમાં પણ એક પાંદડાની અંદર બીજા પાંદડાની ડિઝાઇન પણ બનાવી શકો છો.

ઉપર આપ્યા એ એક પાંદડાની અંદર બીજા પાંદડાની ડિઝાઇન છે.

13. શેડીંગ

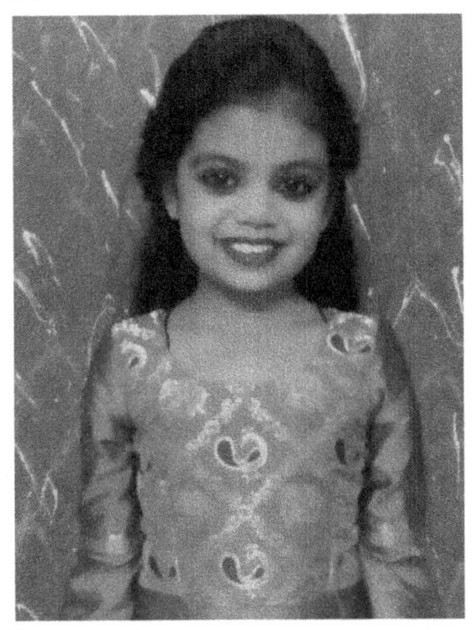

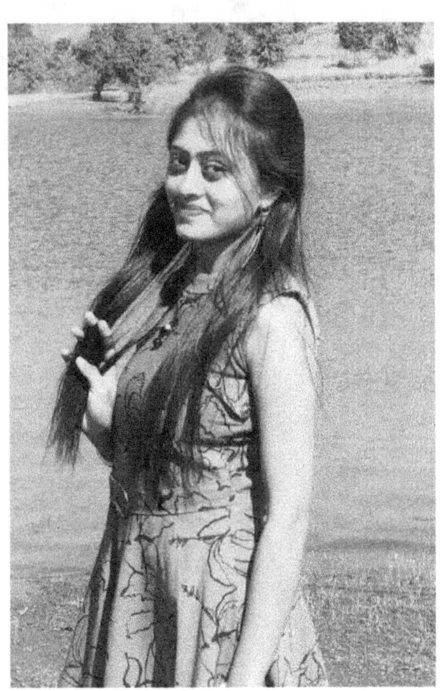

ડિઝાઇનમાં બતાવ્યા પ્રમાણે તમે પાંદડાની અંદર લાઇનીંગ બનાવવી, શેડીંગ આપવો કે અન્ય આઇડીયાથી પણ ફીલઅપ કરી શકો છો.

14. ફ્લાવર & લીવ્ઝ

➤ સ્ટેપ 14 પ્રમાણે રાઉન્ડ, ફ્લાવર, લીવ્ઝ, લાઇનની મદદથી તમે અલગ -અલગ શેપ ડ્રો કરતાં શીખી શકો છો.

➤ ધ્યાનમાં રાખો કે મહેંદી માત્ર શીખવા માટે નહી, પરંતુ પ્રેક્ટિસ માટે હોય છે જેટલી વધારે, જેટલી સારી પ્રેક્ટિસ કરશો એટલા નવા-નવા આઇડિયા અને નવી ડિઝાઇન તમારા મનમાં ઉભરશે.

ઉપર બતાવ્યા મુજબ તમે અલગ- અલગ શેપની પ્રેક્ટિસ કરી મહેંદી લગાવતા ઇઝીલી શીખી શકો છો. પરંતુ જરૂર છે પ્રેક્ટિસની.

અહી આપેલ ડીટેલ બેઝિક કોર્ષના લીધે બેઝિક લેવલની જ હોય છે. તેમાં વધારે રસ- રૂચિ ધરાવતા લોકો " મહેંદી એક આર્ટ ", ની બુક વધારે સારી રીતે મહેંદીના શેપ જોઇ શકશે.

આ ઉપરાંત તેમાં આપેલ અન્ય શેપ, ડિઝાઇન ટેટ્ટૂ મહેંદી, સ્ટીકર મહેંદી, બ્લોગ, અરેબિયન, બ્રાઇડલ વગેરે મહેંદીની ડિટેલ તેમાંથી મેળવી શકશે.

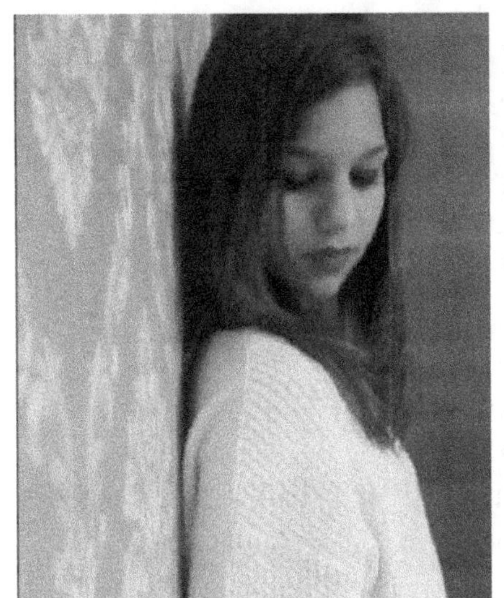 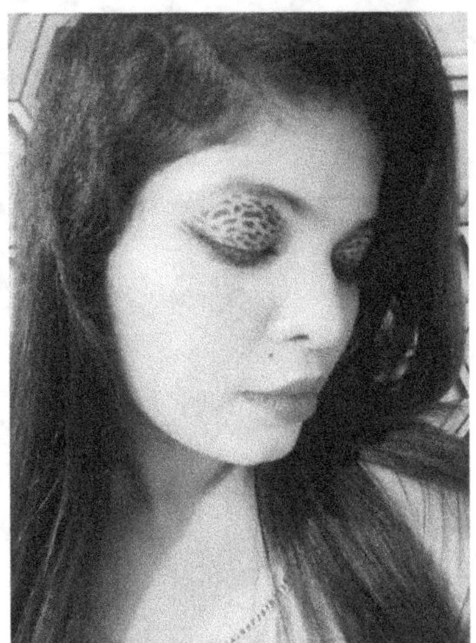 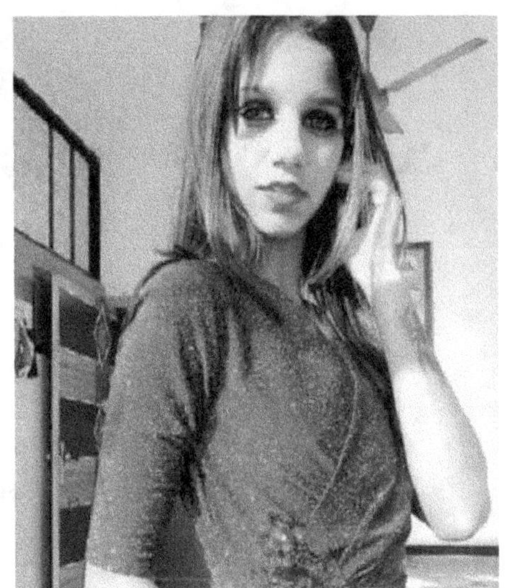

# Day: 3 + 1 : 31

# સલૂન મેનેજમેન્ટ (SALOON MANAGMENT)

- ➤ આપણું કલ્ચર, આપણું થીંકીંગ એ લેવલનું છે કે બસ નોકરી મેળવો, છોકરી મેળવો પછી વીમા યોજના લઈ લો અને હપ્તા પર બંગલો લઈ લોન ભરતા રહો.

- ➤ પણ શું ખરેખર આપણામાં એ જ સંસ્કાર છે........?

- ➤ શું આટલામાં જ દુનિયા સીમીત છે........?

- ➤ કે પછી આપણી નસોમાં એ ખૂન નથી જે ઊકળતું હતું પછી તે છત્રપતિ શિવાજિ હતા, ધીરૂભાઇ અંબાણી હતા, ચંદ્રશેખર આઝાદ કે આપણા મોદીજી, રૂપાણીજી અને શાહની અંદર છે.

- ➤ કારણ કે જો એ ખૂન આપણામાં હોય તો આપણે માત્ર પચ્ચીસ-પચાસ હજારની નોકરી (ગુલામી) ના સ્વીકારીએ કંઇક અલગ વિચારીએ, કંઇક ઊંચું કામ કરીએ કે જેમાં ભલે વર્કરનું કામ આપણે જાતે કરતાં હોઇએ પરંતુ બોસ બનીને ઓર્ડર પણ આપણો જ ચાલવો જોઇએ.

- ➤ આપણાં સુખ પૂરતી કામગીરી મર્યાદિત ન રાખતા કંઇક મોટું વિચારીએ, આપણા ફ્રેન્ડ સર્કલ, આડોશી-પાડોશી, સગા-સંબંધી, શેરી-મહોલ્લો, સોસાયટી, એમ કરી સ્ટેપ બાય સ્ટેપ આગળ વધીએ  અને  આપણું કાર્ય પણ વધારીએ, નવા-નવા આઇડીયા ક્રિએટ કરીએ જેથી તેમના માટે કે અન્ય જરૂરિયાત વાળા લોકો સુધી આપણી કામગીરી પહોંચે.

- ➤ હું અહી સમાજસેવાની વાત નથી કરતી કારણકે આજના સમયમાં એ જૂજ લોકો જ કરી શકે છે. અને આપણી પાસે તો ટાઇમ જ નથી હોતો આપણા માટે તો જનકલ્યાણ ક્યાંથી કરવાના ......? અહીં વાત છે મેનેજમેન્ટની......!

મેનેજમેન્ટ કરવું, શીખવું, આવડવું બધુ એક જ છે ઘરમાં ત્રણ મેમ્બર હોય કે દસ તેને મેનેજ કરવા મમ્મી જોઈએ જ અને એક દિવસ પણ મમ્મી બહાર જાય એટલે બધુ મેનેજમેન્ટ ખોરવાય જાય. ઘેટ ઈઝ મેનેજમેન્ટ......!

હું અહીં એ જ મેનેજમેન્ટ શીખવાની વાત કરું છું

મોટા-મોટા બિઝનેસો, અમ્પાયરો, સેલૂનો તો પોકેટ ગરમ હોય એટલે ગમે તે ઓપન કરી શકે......!

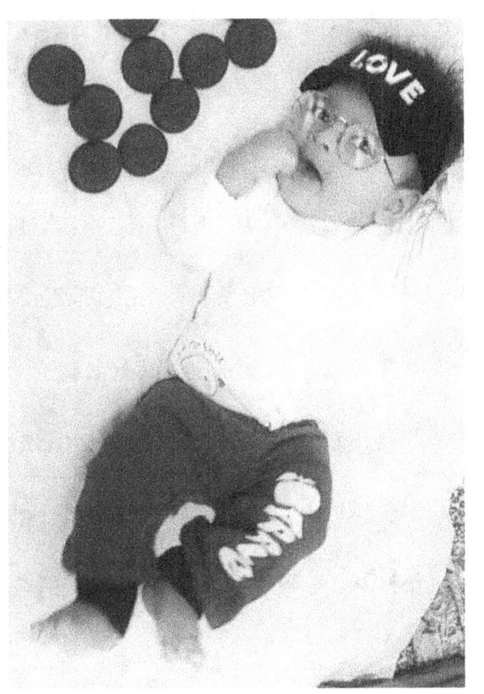


જરૂર છે......! તેને મેનેજ કરવાની.

જરૂર છે......! પરફેક્શનની

જરૂર છે......! ક્લાઇન્ટની સાથે ડીલ કરતાં શીખવાની.

જરૂર છે......! બેસ્ટ બનવાની.

(પરંતુ આપણા માટે નહી, બીજા માટે)

બસ આજ વસ્તુ આપણે અહીં શીખવાની છે.

➢ આ વસ્તુ શીખવાનો પહેલો નિયમ એ કે ક્યારેય કોઈની પર્સનાલિટીથી અંજાઇ જવું નહી અને રીયલ લાઇફમાં એ વ્યક્તિનું વ્યક્તિત્વ કેવું છે........? તે જાણવું, સમજવું.

➢ બધા પ્રત્યે સમાનભાવ રાખવો, નિમ્ન કક્ષાનું કાર્ય કરતાં વ્યક્તિઓને પણ નિમ્ન ગણી તેમની સાથે તુચ્છ વ્યવહાર ન કરવો.

➢ હંમેશા લક્ષ્યને ધ્યાનમાં રાખો.

➢ બ્યૂટી ઇન્ડસ્ટ્રી એ ખુલ્લી આંખે દેખાતું સવપ્ન છે. જેમાં માત્ર ભ્રમ હોય છે. આથી માત્ર આપણા ગોલને, લક્ષ્યને કેન્દ્રમાં રાખી કાર્ય કરવું.

➤ પાર્લર, સેલૂનને યોગ્ય પરફેક્ટ ટાઈમ આપો.

➤ વિકેન્ડ, રજા વગેરેની જાણકારી સ્ટાફને, કસ્ટમરને અગાઉ થી જ આપવાનો આગ્રહ રાખવો.

➤ જ્યારે આપણે બાય બસ, બાય બાઇક ટ્રાવેલ કરીને જે તે ખ્લેસ સેલૂન કે અન્ય જગ્યાએ પહોંચીએ છીએ ત્યારે સૌ પ્રથમ આપણે જાતે ફ્રેશ થવાનો આગ્રહ રાખવો.

➤ કપડાં, હેર સ્ટાઇલ, મેકઅપ વગેરે કરી પરફેક્ટલી રેડી રહેવું જોઇએ. જેનાથી સામેના વ્યક્તિ પર, ક્લાઇન્ટ પર કે વિઝિટ પર આવેલા લોકો પર આપણી ઇમ્પ્રેશન સારી પડે કારણકે ......

➤ "ફર્સ્ટ ઇમ્પ્રેશન ઇઝ ધ લાસ્ટ ઇમ્પ્રેશન"

➤ એવું ન થવું જોઇએ કે બસ સવારે જતા ની સાથે જ સામેનો વ્યક્તિ તમને જોઇ સુસ્તાવા લાગે.

➤ હંમેશા ફ્રેશ થાવ, ફ્રેશ રહો, અને બીજાને ફ્રેશ રહેવા ઇન્સ્પાયર કરો.

➤ જરૂર મુજબનો અને ધીમા અવાજે ક્લાઇન્ટ સાથે વાર્તાલાપ કરો.

➤ ડિસીપ્લીન અને સાઇલેન્સ મેન્ટેન કરવું, ગંદા-ગંદા મજાક કરવા કે જોક્સ મારવા નહી, બરાડા પાડીને બોલવાની કુટેવ કાઢવી જોઇએ.

➤ અહીં આપેલી ટિપ્સ માત્ર સેલૂન પૂરતી જ મર્યાદિત નથી તે ઓલ-ઓવર ક્રાઇટએરિઆને લાગૂ પડે છે.

➤ આવી જ નાની-નાની બાબતોને ધ્યાનમાં રાખવાથી તમે તમારી પર્સનાલિટી અને સેલૂન કે અન્ય કોઇપણ બિઝનેસને સારી રીતે ડેવલપ કરી શકો છો.

➤ તમારા વર્કીંગ અવર્સ (કામના કલાકો) પહેલા 10 થી 15 મિનિટ વહેલા લોકેશન (જે તે જગ્યા) પર પહોંચવાનો આગ્રહ રાખવો.

➤ ત્યાર પછી વોર્મઅપ કરી, યુનિફોર્મ કે જે તે ડ્રેસકોડ પહેરી નોર્મલી મેકઅપ કરી ક્લાઇન્ટના વેલકમ માટે રેડી રહેવું.

➤ તેમજ સાફ-સફાઈનો આગ્રહ પણ રાખવો, મિરર, બેઝીન ટેબલ વગેરે સારી રીતે ડસ્ટીંગ કરવા, કે અન્ય સફાઇ કર્મચારી પાસે પણ સારી રીતે કામ કરાવી શકો છો.

➤ જરૂરિયાત મુજબની વસ્તુઓ ફરીથી સેટ કરી, વેસ્ટેજ કોટન, વેક્સ સ્ટ્રીપ્સ, થ્રેડ વગેરે થ્રો આઉટ કરવા.

➤ પોત-પોતાના ડીપાર્ટમેન્ટ સારી રીતે ક્લીન કરી, ઘટતી-વધતી ચીજવસ્તુઓ પૂરવી.

➤ બહારથી લાવવા પડતાં ક્રીમ, વેક્સ વગેરેનું લિસ્ટ બનાવી લેવું.

➤ સેલિંગ માટે અપાતી પ્રોડકટનું ચેકીંગ પણ કરી લેવું. જેમાં શેમ્પૂ, કન્ડિશનર, ક્રીમ વગેરેનો સમાવેશ થાય છે.

➤ યુઝમાં લેવાતી ચીજ વસ્તુ ડ્રાયર, કોમ્બ, સ્ટ્રેટનર વગેરે ક્લીન રાખવા ગંદુ કપડું કે સારું કપડું અલગ-અલગ રાખવા.

➤ કસ્ટમર નેપકીન, ટુવાલ અલગ રાખવા.

➤ વિકલી કે પંદર દિવસે સેલૂનની વૉશેબલ ચીજવસ્તુઓ જેવી કે કોમ્બ, ટોવેલ, નેપકીન્સ, વગેરે ડેટોલથી હાઇજીન કરવાનો આગ્રહ રાખવો.

➤ કોસ્મેટિક પ્રોડકટની એક્સપાયરી ચેક કરીને જ યુઝ કરવાનો આગ્રહ રાખવો.

➤ સેલૂનમાં સ્ટાફની સંખ્યા વધારે હોય તો તેમના આવવા-જવાના ટાઇમને મેનેજ કરવા રજીસ્ટર કે બાયો મેટ્રિક મશીનની વ્યવસ્થા કરવી.

➤ જે તે કસ્ટમરને સર્વિસ આપ્યા બાદ વેસ્ટેજ વસ્તુ ડસ્ટબિનમાં નાખવી અને બાકીની પ્રોડકટ પોતાની જગ્યાએ રી-સેટ કરી દેવી અને ક્યાંય ક્રીમ, વેક્સ, હેર પડેલા હોય તો પણ સફાઇ કરી દેવી.

➤ સ્ટોક ખલાસ થયા બાદ પ્રોડકટનું લિસ્ટ બનાવો. અને મગાવવું એવું નહી સ્ટોક ખલાસ થતાં પહેલા જ ઓર્ડર લખાવી દેવો જેથી સ્ટોક ખલાસ થવા સુધીમાં બીજો લોટ (માલ) આવી જાય.

➤ કોઇ ડિસીપ્લીનમાં રહેવા કહે અને પછી રહેવું તેના કરતાં સેલ્ફ ડિસીપ્લીન મેન્ટેન કરતાં શીખવું.

➤ આ ઉપરાંત કોઈપણ બિઝનેસ માટે ફર્સ્ટ એ કસ્ટમર સેટિસ્ફેકશન છે. માટે હંમેશા ક્લાઇન્ટ તમારી સર્વિસથી, તમારા વર્કથી સંતુષ્ટ થઇને જાય તેવો આગ્રહ રાખવો. તેમજ તે બેઝીસ પર તમે તેમનો રીવ્યુ પણ લઇ શકો છો.

➤ જ્યારે ક્લાઇન્ટ જાય ત્યારે રીસેપ્શન પર એન્ટ્રી રજીસ્ટરની સાથે રીવ્યુ રજીસ્ટ્રાર પણ મૂકી શકો છો. જેથી તમને ક્યાં ફીલ્ડમાં કેટલા લેવલનું ઇમ્પ્રુવમેન્ટ લાવવું છે તે ઇઝીલી સમજ શકશો.

## " ઓલ ઘ બેસ્ટ ફોર યોર ન્યૂ ડ્રીમ "

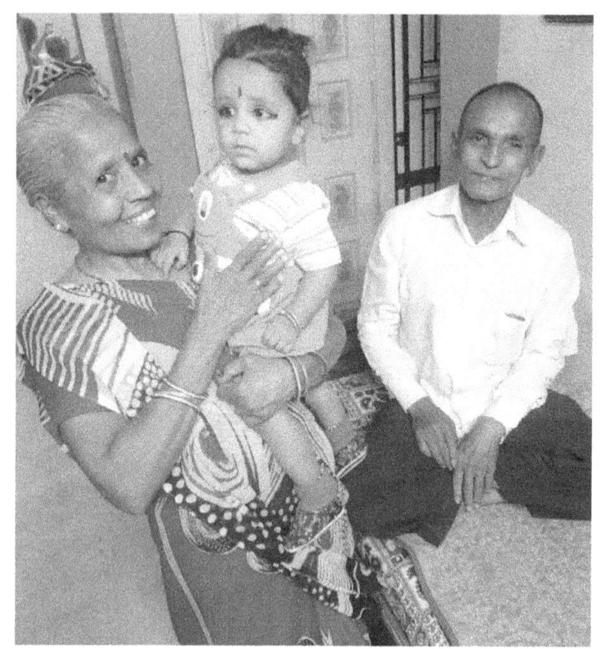

33.

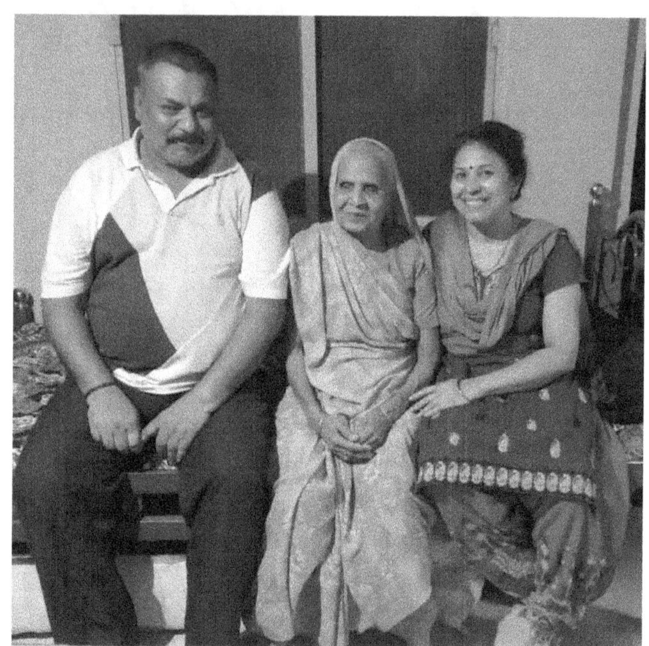

34.

# ધી ગ્રેટ ટાઇપિંગ & એડીટીંગ બાય ભાવિશા વણપરિયા

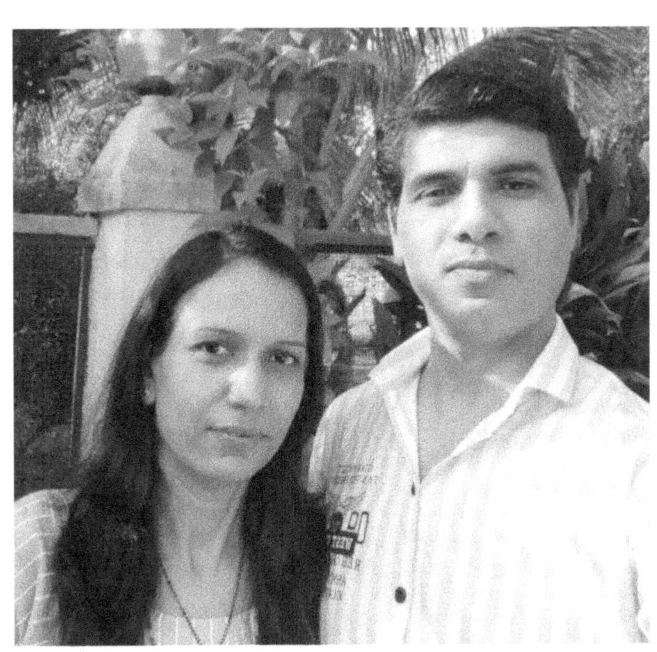

જ્યારે આપણે શિખર સાર કરવા નીકળીએ છીએ ત્યારે આપણને એટલી તો ખબર હોય જ છે કે આપણે ઘરેથી નીકળ્યા છીએ અને ગિરનાર, હિમાલય કે માઉન્ટ એવરેસ્ટ સર કરવાનો છે. પરંતુ ઘરને શિખર સાથે જોડે છે એ રસ્તો છે NGO. આપણે એ રસ્તા પર ચાલીને જ મંજિલ સુધી પહોંચી શકીએ.

Kતન સરે નક્કી કર્યું કે ઘરે બેસીને કે સુરત બહારની દીકરીઓ પણ પાર્લરનું નોલેજ લે એ માટે બુક પબ્લિશ કરીએ મેડમે બુક લખી પણ......! પરંતુ હવે જરૂર હતી એ દીકરીઓ સુધી પહોંચાડવા ટાઈપ કરવાની, પ્રિન્ટ કરવાની જે કાર્ય ખૂબ સારી રીતે કર્યું. ભાવિશા પરેશભાઇ વણપરિયાએ ઘરથી દીકરીઓ સુધી બુકને પહોંચાડવાનો રસ્તો, મીડીયા કે માધ્યમ બની ટાઇપિંગ, ફોટો એડીટીંગ, પ્રિન્ટીંગ સ્વરૂપે કાગળના શબ્દોને બુકમાં સંગ્રહ કરવાનું અનેરુ કાર્ય ભાવિશા પરેશભાઇ વણપરિયાના અનુભવને આભારી છે.

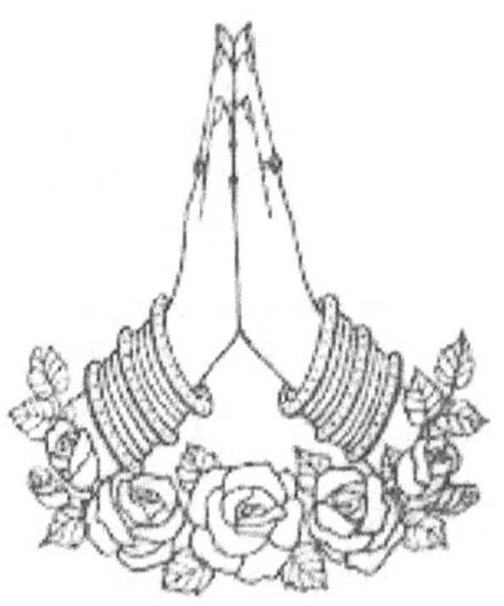

**ખૂબ ખૂબ ધન્યવાદ ભાવિશા વણપરિયા**